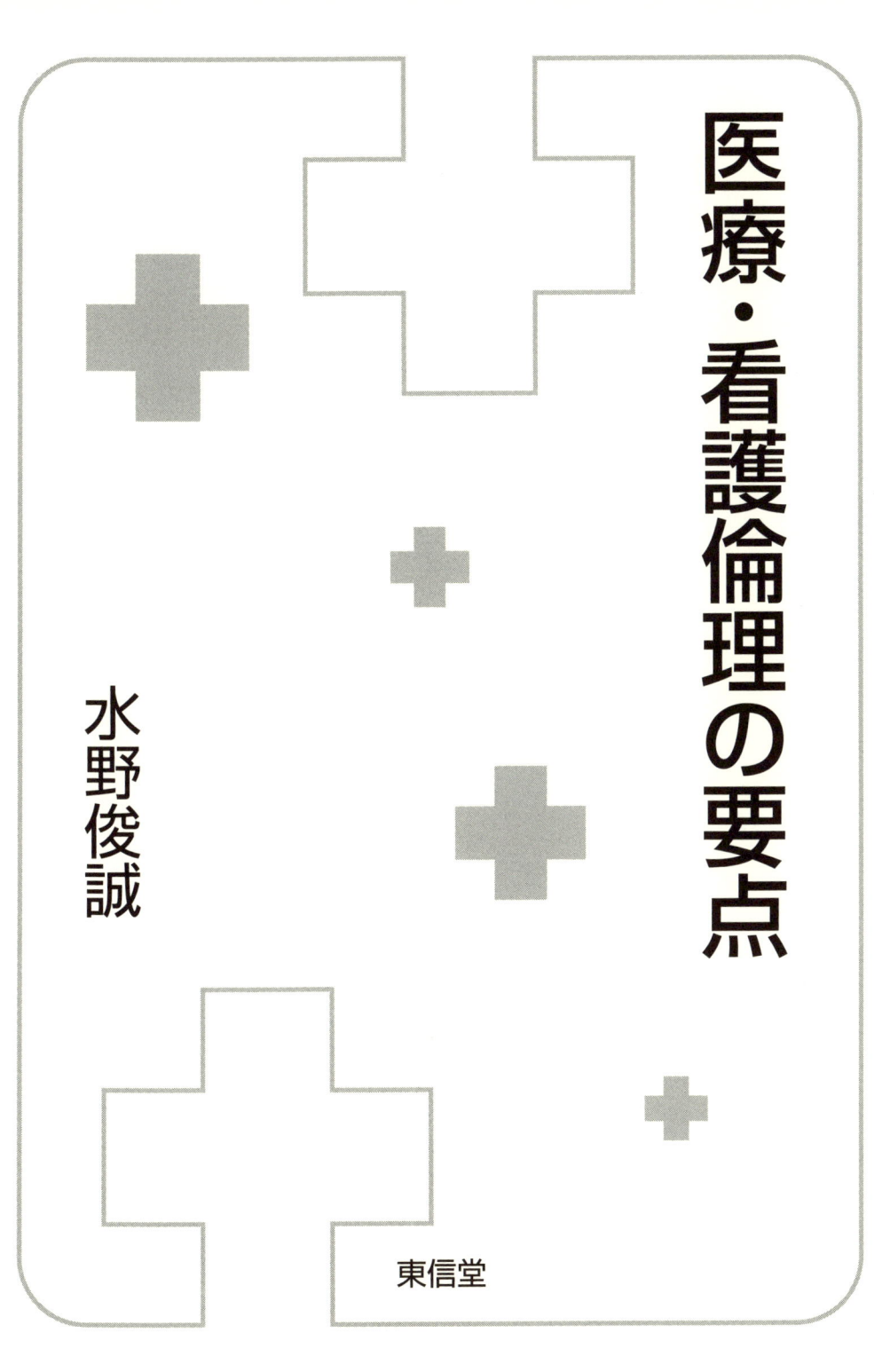

医療・看護倫理の要点

水野俊誠

東信堂

はじめに

　本書は、医療・看護倫理の教科書である。医療・看護倫理とは、医療と看護に関わる倫理である。本書では「医療」という言葉を、医師の業務だけではなく、薬剤師、理学療養士、作業療法士、言語聴覚士、管理栄養士、臨床工学技士、診療放射線技師、臨床検査技師、医療クラーク、介護職員などの業務を含む広い意味で用いる。また、「看護」という言葉は、看護師、保健師、助産師などが行う業務を指すものとして用いている。

　すでに多くの医療倫理、看護倫理の教科書がある。それらと比較して本書の特徴といえるのは、以下のものである。
（1）これまで別々に扱われることが多かった医療倫理と看護倫理とを、関連する学問領域として提示したこと、
（2）医療・看護倫理の主要な論点を、一人の著者の視点から、平易にかつ手短に整理したこと、
（3）筆者の見解を主張することはしないで、多様な立場をできるだけ中立的な観点から紹介するように努めたことである。

　脚注で参照文献の一部を挙げた。また、各章末でいくつかの文献を紹介した。これらの文献は、さらに深く学ぶための道案内になるであろう。

　参照文献として、専門書だけではなく既存の教科書も挙げた。様々なテキストが相互に参照される法学のように、医療・看護倫理が標準化され、学問としてさらに成熟していくことを願ってのことである。本書が、そのための小さな契機ともなれば、望外の喜びである。

　本書は、大学の教科書であるが、医療者や研究者の方が、すでにお持ちの知識を整理するための一助ともなれば幸いである。

医療・看護倫理の要点／目次

はじめに……………………………………………………………… i

第1章　バイオエシックス　3

　　はじめに ………………………………………………………… 3
　（Ⅰ）医の倫理 …………………………………………………… 3
　　　ヒポクラテスの誓い── 3
　　　ガレノス── 4
　　　中世の医の倫理── 5
　　　パーシバル── 6
　（Ⅱ）バイオエシックスの誕生 ………………………………… 7
　　　バイオエシックスの定義とその新しさ── 7
　　　誕生の背景── 8
　　　誕生の歴史── 8
　（Ⅲ）バイオエシックスの四原則 ……………………………… 10
　　　バイオエシックスの四原則とは── 10
　　　個々の原則── 11
　　　原則対立事例── 12
　（Ⅳ）バイオエシックスの四原則に対する批判 ……………… 13

第2章　看護倫理の基礎にあるもの　16

　　はじめに ………………………………………………………… 16
　（Ⅰ）看護、看護師とは ………………………………………… 16
　　　看護とは── 16
　　　看護師とは── 19
　（Ⅱ）看護倫理、看護倫理学とは ……………………………… 20
　　　看護倫理の変遷── 21
　（Ⅲ）看護倫理綱領 ……………………………………………… 22
　　　倫理綱領とは── 22

　　　　看護の倫理綱領の歴史—— 22
　　　　国際看護師協会「看護の規律」—— 23
　　　　日本看護協会「看護者の倫理綱領」—— 24
　　（Ⅳ）看護の倫理問題 …………………………………………………… 25
　　（Ⅴ）意思決定モデル …………………………………………………… 27

第3章　倫理学の基礎　31

　　はじめに ……………………………………………………………… 31
　　（Ⅰ）倫理とは …………………………………………………………… 31
　　　　「倫理」の語源—— 31
　　　　倫理とは—— 32
　　（Ⅱ）倫理学とは ………………………………………………………… 33
　　　　倫理学とは—— 33
　　　　倫理学の分野—— 34
　　（Ⅲ）功利主義 …………………………………………………………… 35
　　（Ⅳ）義務論 ……………………………………………………………… 38
　　（Ⅴ）徳倫理学 …………………………………………………………… 40

第4章　ケアの倫理　44

　　はじめに ……………………………………………………………… 44
　　（Ⅰ）ケアの概念に関わる問題 ………………………………………… 44
　　　　ケアとケアリング—— 44
　　　　日常の言葉におけるケア—— 45
　　　　医療・看護倫理におけるケア—— 45
　　　　ケアとキュア—— 46
　　（Ⅱ）ケアの倫理の理論 ………………………………………………… 47
　　　　メイヤロフ—— 47
　　　　ギリガン—— 49
　　　　ノディングス—— 51
　　（Ⅲ）看護におけるケアの倫理 ………………………………………… 52
　　　　ワトソン—— 53

　　　　ベナー——53
　　（Ⅳ）ケアの倫理の特徴と意義 …………………………………… 55
　　　　ケアの倫理の特徴——55
　　　　ケアの倫理の意義——55

第5章　患者・医療者関係　59

　　はじめに ……………………………………………………………… 59
　（Ⅰ）パターナリズム ………………………………………………… 59
　（Ⅱ）患者・医療者関係のモデル ………………………………… 60
　（Ⅲ）患者の権利 …………………………………………………… 62
　　　　WHO憲章——62
　　　　患者の権利章典——63
　　　　リスボン宣言——63
　　　　「患者の権利章典」から「治療におけるパートナーシップ」——64
　　　　日本の事情——65
　（Ⅳ）アドボカシー ………………………………………………… 65
　　　　アドボカシーとは——65
　　　　アドボケイトとしての看護師——66
　　　　看護におけるアドボカシーの三つの解釈——66
　　　　看護におけるアドボカシーの問題点——67
　（Ⅴ）チーム医療 …………………………………………………… 68
　　　　チーム医療とは——68
　　　　チーム医療の分類——68
　　　　チーム医療の制度的な基盤——69
　　　　チーム医療へ向けて——69

第6章　インフォームド・コンセント　73

　　はじめに ……………………………………………………………… 73
　（Ⅰ）インフォームド・コンセントとは ………………………… 73
　（Ⅱ）インフォームド・コンセントを受けなければならない
　　　　行為 …………………………………………………………… 74

（Ⅲ）インフォームド・コンセントの成立要件と免除要件………… 75
　　　　インフォームド・コンセントの成立要件—— 75
　　　　インフォームド・コンセントの免除要件—— 79
　　（Ⅳ）診療におけるインフォームド・コンセントの歴史………… 81
　　（Ⅴ）医学研究におけるインフォームド・コンセント………… 82

第7章　専門職としての看護の役割　86

　　（Ⅰ）専門職とは……………………………………………………… 86
　　　　専門職とは—— 86
　　　　専門職としての看護—— 88
　　（Ⅱ）看護に関する法律…………………………………………… 88
　　（Ⅲ）看護師の責任………………………………………………… 90
　　（Ⅳ）看護師と協働者……………………………………………… 92
　　　　看護師と医師との関係—— 93
　　　　看護師どうしの関係—— 94
　　　　看護師と、医師・看護師以外の医療者との関係—— 94
　　（Ⅴ）看護の高度化………………………………………………… 95
　　　　専門看護師—— 95
　　　　認定看護師—— 96
　　　　認定看護管理者—— 96

第8章　生殖医療　99

　　はじめに……………………………………………………………… 99
　　（Ⅰ）人工授精……………………………………………………… 99
　　　　人工授精とは—— 99
　　　　人工授精をめぐる倫理的・法的問題—— 100
　　（Ⅱ）体外受精……………………………………………………… 102
　　　　体外受精とは—— 102
　　　　体外受精の倫理的・法的問題—— 103
　　（Ⅲ）代理懐胎……………………………………………………… 104
　　　　代理懐胎とは—— 104

代理懐胎をめぐる倫理的・法的問題点—— 105
　(IV)人工妊娠中絶………………………………………………… 106
　　　人工妊娠中絶に関する現状—— 106
　　　胎児の資格—— 107
　(V)出生前診断、着床前診断………………………………… 108
　　　出生前診断とは—— 108
　　　出生前診断をめぐる議論—— 109
　　　着床前診断とは—— 110
　　　着床前診断をめぐる議論—— 111

第9章　移植医療　115

　はじめに ……………………………………………………… 115
　(I)臓器移植とは……………………………………………… 115
　　　様々な臓器移植—— 115
　(II)臓器移植の歴史と脳死………………………………… 117
　　　世界における臓器移植の歴史—— 117
　　　臓器移植と脳死—— 118
　　　日本における臓器移植の歴史と脳死—— 120
　　　臓器移植に関する法律—— 121
　(III)改正臓器移植法………………………………………… 122
　(IV)臓器移植の倫理問題…………………………………… 123
　　　脳死臓器移植の倫理問題—— 123
　　　生体移植の倫理問題—— 125

第10章　終末期医療　130

　はじめに ……………………………………………………… 130
　(I)終末期医療とは…………………………………………… 130
　(II)緩和ケア………………………………………………… 131
　　　緩和ケアとは—— 131
　　　世界における歴史—— 132
　　　日本における歴史・現状・展望—— 133

（Ⅲ）セデーション（鎮静）……………………………………………… 134
　　　　セデーション（鎮静）をめぐる倫理的問題—— 134
　　（Ⅳ）リビングウイル・事前指示…………………………………………… 136
　　　　リビングウイル、事前指示とは—— 136
　　　　日本の事情—— 137
　　　　問題点と注意点—— 138
　　（Ⅴ）安楽死・尊厳死……………………………………………………… 139
　　　　安楽死とは—— 139
　　　　積極的安楽死—— 139
　　　　尊厳死—— 141

第11章　先端医療　146

　　　はじめに ……………………………………………………………… 146
　　（Ⅰ）遺伝診断…………………………………………………………… 146
　　　　遺伝診断とは—— 146
　　　　遺伝診断に関する倫理的・法的問題—— 147
　　　　遺伝相談（遺伝カウンセリング）—— 148
　　（Ⅱ）遺伝子治療………………………………………………………… 149
　　　　遺伝子治療とは—— 149
　　　　体細胞遺伝子治療—— 150
　　　　生殖系列細胞遺伝子治療—— 150
　　（Ⅲ）再生医療…………………………………………………………… 151
　　　　再生医療とは—— 151
　　　　ES細胞研究に関わる法律・ガイドライン—— 153
　　　　ES細胞研究をめぐる倫理的・法的問題—— 154
　　　　iPS細胞を用いる研究に関する倫理—— 155
　　（Ⅳ）クローン人間……………………………………………………… 156
　　（Ⅴ）エンハンスメント…………………………………………………… 157
　　　　エンハンスメントとは—— 157
　　　　エンハンスメントに関わる倫理的議論—— 157

第12章　医療資源の配分　161

　　　　はじめに………………………………………………………… 161
　（Ⅰ）医療資源の配分とは……………………………………………… 161
　（Ⅱ）シアトル神の委員会……………………………………………… 162
　（Ⅲ）配分の優先順位の決定…………………………………………… 164
　　　　マクロな配分の規準―― 164
　　　　ミクロな配分の方法―― 167
　（Ⅳ）病気に関する本人の責任………………………………………… 170
　（Ⅴ）配分の優先順位を決定する手続き……………………………… 171

第13章　医学研究　174

　　　　はじめに………………………………………………………… 174
　（Ⅰ）臨床研究、臨床試験、治験とは………………………………… 174
　（Ⅱ）倫理綱領・指針…………………………………………………… 175
　　　　ニュルンベルク綱領―― 175
　　　　ヘルシンキ宣言―― 176
　　　　ベルモント・レポート―― 177
　　　　国際医科学団体協議会「人を対象とする生物医学研究の国際倫理指針」
　　　　　―― 178
　　　　日本の倫理指針―― 178
　（Ⅲ）倫理審査委員会…………………………………………………… 179
　　　　倫理審査委員会とは―― 179
　　　　主要な倫理的問題、審議における注意点―― 180
　（Ⅳ）動物実験…………………………………………………………… 182
　　　　動物実験とは―― 182
　　　　動物実験に関する規制―― 182
　　　　動物実験に関する主要な立場―― 183

　　おわりに………………………………………………………………… 187

文献表……………………………………………………… 188
事項索引…………………………………………………… 204
人名索引…………………………………………………… 207

医療・看護倫理の要点

第1章
バイオエシックス

はじめに

　本章では、西洋における医の倫理からバイオエシックスへの展開を概観する。まず、古代ギリシア以来の医の倫理の歴史を、大まかにたどる（Ⅰ）。次に、1970年代のアメリカで、バイオエシックスが誕生した経緯を述べる（Ⅱ）。そして、バイオエシックスの代表的な考え方である四原則について解説する（Ⅲ）。その後、四原則に対する批判について述べる（Ⅳ）。

（Ⅰ）医の倫理

　西洋の医の倫理の流れをたどるためには、大部の著作が必要となる。ここでは、いくつかの重要なエピソードを取り上げて、医の倫理の流れを大まかにたどることにする。

ヒポクラテスの誓い

　ヒポクラテス（Hippocrates, B.C.460頃～370頃）は、小アジア南西のコス島に生まれ、小アジアおよびギリシア各地を遍歴して診療と医学研究を行ったとされる。彼とコス島にあった彼の医学校による著作であると称されてきた約70編の文書が、ヒポクラテス集成（全集）として知られている。だが、現代では、その大半が真作ではないと考えられている[1]。
　そのなかで、医の倫理に関して最も重要なのは、「誓い」（いわゆるヒポクラテスの誓い）である。これは、ヒポクラテスが説いたとされる医の倫理の基本ルールであり、最高神アポロンと彼の息子の医神アスクレピオスをは

じめとする、ギリシアの神々に対する誓約という形をとっている。

「誓い」のなかで最も重要な考えは、「私は養生治療を、自分の能力および判断の及ぶ限り、患者の利益になるように用い、危害を加えたり、不正を為したりするのに用いるのを自らに固く禁じます」というものである。この考えは、「害を加えてはならない(Do not harm.)」と表現されて、以後、医の倫理の基本とされてきた[2]。

「誓い」はさらに、「たとえ求められたにせよ、誰に対しても、致死薬を与えることも、またそのような助言を行うこともしません」という安楽死の禁止、「女性に対しても堕胎薬を与えることはしません」という人工妊娠中絶の禁止、「治療中に見聞きしたこと、あるいはまた治療中ではなくとも、人々の生活に関して見聞きしたことで、決して外に漏らしてはならないようなものは、こうした事柄を口外無用のことと見なし、沈黙を守ります」という守秘義務の遵守などを定めている[3]。

ガレノス

ヒポクラテス医学の伝統は、ガレノス(Galēnos, B.C.131頃～200以後)によって引き継がれた。ガレノスは、小アジア最大の都市ペルガモンに生まれ、ギリシア各地で医学や哲学などを学んだ後、31歳の時にローマに赴き、医師として名声を博した。論敵との対立やペストの流行などを避けて、一時ペルガモンに戻ったが、ローマ皇帝マルクス・アウレリウス(Mārcus Aurēlius Antōninus, 121-180)に招かれて、再びローマに赴いた。以後、三代の皇帝に侍医として仕え、診療や医学研究などを行い、膨大な著作を残した[4]。

ガレノスの考え方によれば、理想的な医師は、貧しい人を治療し、合理的な医学の摂生法に従い、健康に影響を与えるすべてのことを研究し続ける。そして、公正な精神を持ち、患者には礼儀正しく接し、質素で規則正しい生活を送る、とされる。このように、ガレノスは、規則や義務よりも、徳(優れた性格)を重視しながら、礼儀の倫理を説いたのである[5]。

中世の医の倫理

　ヒポクラテス、ガレノスらによる医の倫理は、中世(5世紀〜14世紀)ではキリスト教道徳と結び付いた。キリスト教道徳において、医療は、人間と神とに奉仕する義務として位置付けられた。医療が神への奉仕とされたのは、病人が、キリストの体の部分である、と考えられたからである[6]。

　中世は、医療の専門職が形成された時代でもあった。この点に関して、重要な出来事として挙げられるのは、以下のものである。

　(1)11世紀中葉、南イタリアのサレルノ医科大学が創設された。次の二世紀の間、イタリアやフランスなどの大学では、医学が、神学や法学と同等の科目として教えられた。そして、標準的な論題、しばしば引用される権威、陳述の様式、資格を与えるための試験制度など、学問としての体裁を整えた。

　(2)1241年に、ヨーロッパの大半を支配していた神聖ローマ帝国皇帝・シチリア王、フリードリッヒ二世(Friedrich II, 1194-1250)が、医師と薬剤師の免許制度を定めた。

　(3)13世紀以降、医師や薬剤師が、ギルドと呼ばれる同業者組合を結成した。ギルドとは、10世紀から15世紀にかけヨーロッパ各地の都市で、商人や職人が、自分たちの利益を促進するために結成した組織である。ギルドは、貿易や関税の調節、労働条件の設定、地方政府への影響力の行使、保安や衛生などのサービスの提供、成員の養成などを行った。これらのギルドは、王や教会から業務を独占する特権を与えられ、それと引き換えに、市民に対して良心的に奉仕することを誓った[7]。

　1347年に、ヨーロッパに来襲し、以後三世紀もの間、猛威を振るったペストは、医療者を、自分の命を危険に曝してでも病人に奉仕するべきかという問題に直面させた。

　また、15世紀の終わりにヨーロッパに到来した梅毒が、性交渉を通じて感染することが知られるようになると、キリスト教の説教者たちは、梅毒が、患者自身がとった道徳的に悪い行動がもたらす病気である、と主張

した。そこで、医師は、そのような病気を治療すべきか、という問題が提起された。

これらの問題については、以後、数世紀にわたって論争が続いたが、19世紀になってようやく次のような合意が形成された。その合意とは、(1)医師は、自分の命を危険に曝してでも患者を治療すべきである、(2)医師は、患者の行動に対して自分が行った道徳的な評価とは無関係に、患者を治療すべきである、というものである[8]。

14世紀以降、カトリックの神学者などが、決疑論(casuistry)と呼ばれる方法を用いて、医師が直面する倫理問題を詳しく検討した[9]。決疑論とは、「いかなる確立された道徳原則も適用されないか、複数の確立された道徳原則が適用される、良心に関わる個々の事例の検討である」と定義される[10]。

たとえば、人は自分の命を救うために、激しい痛みを伴う手足を切断する手術を受ける義務があるのか、という問題では、生命を維持すべきであるという原則と、害を避けるべきであるという原則とが対立している。

この問題に対して、神学者たちは、そのような手術を受ける義務はない、と答えた。というのは、特別な治療(患者に利益をもたらさない治療、または、それを受けるために、人並み外れた忍耐力のような、英雄的な徳を必要とする治療)によってまで、生命を維持する義務はないからである[11]。

パーシバル

西洋における医の倫理の流れを大まかにたどってきた。ところで、医の倫理(medical ethics)という言葉が、専門用語として初めて用いられたのは、18世紀イギリスの医師パーシバル(Thomas Percival, 1740-1804)の著書『医の倫理、内科医と外科医の専門職としての行動に対して採用されるべき原則と勧告の綱領』である。

パーシバルの医の倫理の基盤となっているのは、医師は患者や同僚と接する時に常にジェントルマン(紳士)であるべきだ、という考えである[12]。ジェントルマンである医師は、礼儀正しく愛想よく振る舞うだけでなく、

優しさ、堅実さ、謙遜、権威のような徳と、教養とを備えていなければならない。それは、自分の患者の心に、感謝と敬意と信頼を注ぎ込むためである。

上に挙げたパーシバルの著作は、短文で述べられた法律の条文を集めたローマ法のコーデックスに倣って書かれているため、綱領(code)と名付けられた。この名称と形式とは、アメリカ医師会の倫理綱領(1847年)や、世界医師会のジュネーブ宣言(1948年)など、後世の医療専門職団体による倫理綱領のモデルとなった[13]。

(Ⅱ)バイオエシックスの誕生

前節で大まかにたどってきた西洋における医の倫理の流れのなかから、1970年代のアメリカで、バイオエシックス(bioethics)と呼ばれる新たな学問が誕生した。その定義と新しさ、および、誕生の経緯について述べる[14]。

バイオエシックスの定義とその新しさ

バイオエシックスという言葉は、生命倫理あるいは生命倫理学と訳される。ギリシア語の生命biosと倫理ēthosに由来する。バイオエシックスとは、「ライフサイエンス(生命科学)と医療の道徳的諸側面の体系的研究であり、学際的環境において様々な倫理学的方法論を用いるもの」である[15]。

バイオエシックスは、1970年代にアメリカで確立した学問である。前節で見たように、それ以前にも、あるべき医師・患者関係について論じる医の倫理があった。従来の医の倫理に対するバイオエシックスの新しさは、範囲が広いことと、医療者だけでなく患者や社会の視点も重視されることである。第一に、従来の医の倫理は、医療の倫理問題だけを扱うものであったのに対して、バイオエシックスは、生命科学研究の倫理問題も扱うものである。第二に、従来の医の倫理は、医師が患者の利益を考えて患者に代わって意思決定を行うパターナリズムに基づくものであったのに対して、バイオエシックスでは患者の意思が尊重される。第三に、従来の医の

倫理では、医療の倫理問題に取組むのは、医療の専門家だけであるとされていたのに対して、バイオエシックスでは社会全体であるとされる。

誕生の背景

　従来の医の倫理からバイオエシックスへの転換が起きた背景には、1960年代頃に生じた医学・医療の進歩と、1960年代から1970年代に生じたアメリカ社会の変化などがある。医学・医療の進歩として挙げられるのは、腎臓透析、臓器移植、人工呼吸器などの延命技術の普及、安全な人工妊娠中絶、経口避妊薬、出生前診断、遺伝子組み換え技術などである。これらの新しい技術は、希少な腎臓透析器や臓器をどう配分すべきか、死にゆく人をいつまで延命すべきか、人工妊娠中絶、出生前診断、遺伝子組み換え技術などを許容すべきかといった倫理問題を引き起こした。医学・医療に関わるこれらの問題は、医療者だけでなく社会全体が取組むべきものと捉えられるようになったのである。社会的な変化として挙げられるのは、消費者運動、公民権運動などの活発化である。20世紀に入って登場した消費者運動は、1962年に当時のケネディ (John Fitzgerald Kennedy, 1917-1963) 大統領が教書のなかで、安全である権利、知る権利、選ぶ権利、意見を反映させる権利という「消費者の4つの権利」を挙げたことで広く認知されるようになった。加えて、1950年代に盛んになった、アフリカ系米国人が中心となって展開した人種差別撤廃運動である公民権運動が、消費者、女性など様々な弱者の権利に人々の関心を向けさせた。こうして1960年代から盛んになった消費者運動は、医療にも及んだ。そして、医療者と患者の関係は、医療サービスの提供者と消費者の関係と捉えられるようになり、パターナリズムに基づくものから患者の意思を尊重するものに変化した。

誕生の歴史

　バイオエシックスという言葉を最初に用いたのは、ウィスコンシン大学医学部の腫瘍学者ポター (Van Rensselaer Potter) の論文「バイオエシックス、

生き残りの科学」(1970年)である。ただし、ポターのいうバイオエシックスは、環境問題や人口問題に対応するための学問を指す。医学・医療の倫理という意味でこの言葉が最初に用いられたのは、1971年にジョージタウン大学の産科学・婦人科学教授ヘレガース(Andre E. Hellegers)が「人の生殖とバイオエシックスの研究のためのジョセフ、ローズ・ケネディ研究所」を設立して、その一部門をバイオエシックス・センターと名付けた時のことである。

　バイオエシックスが学問としての体裁を整えるようになったきっかけは、高齢の患者に生きたがん細胞を投与したユダヤ人慢性疾患病院事件、施設の精神遅滞児にウイルスを接種して肝炎を発症させたウィローブロック事件、続いて述べるタスキギー事件など、非倫理的な人体実験が相次いで報道されたことである。タスキギー事件は、米国公衆衛生局が1932年から、アラバマ州タスキギー市で399人の貧しい黒人男性の梅毒患者に治療も病名告知も行わないまま病状の自然経過を観察し、梅毒にペニシリンが有効だとわかった後もそのまま研究を続行したというものであり、1972年に発覚した。

　こうした非倫理的な医学実験の再発を防ぐことを目的として、1974年に「国家研究法」が成立した。この法律は、人を対象とする医学実験の倫理性を事前に確認する施設内審査委員会の設置を義務付けた。加えて、「生物医学及び行動科学研究における人間の被験者保護のための国家委員会」を設置することを定めた。この国家委員会は、胎児、子供、受刑者などを対象とする医学実験を規制する個別的な指針を次々に作成した。さらに、1978年に「ベルモント・レポート、人間の被験者保護のための倫理的な原則および指針」を公表して、人格の尊重、善行、正義という医学実験の三つの倫理原則を提示した。人格の尊重とは、被験者を研究のための単なる道具として扱ってはならず、その意向を尊重しなければならないということである。また、善行とは、研究参加者に対する害悪を最小にするとともに、研究による利益を最大にするということである。正義とは、研究参加者の選択にあたっては、公平な基準を用いなければならないということ

である。

　同年に、ライク(Warren T. Reich)らは、『バイオエシックス百科事典』を刊行して、バイオエシックスが扱う問題群を包括的に提示した。1979年には、ビーチャム(Tom Beauchamp)とチルドレス(James F. Childress)が古典的な教科書として知られる『生物医学・医療倫理の諸原則』を出版した。こうして、バイオエシックスは体系的な研究に向けて歩み出したのである。

(Ⅲ)バイオエシックスの四原則

バイオエシックスの四原則とは

　バイオエシックスの代表的な考え方である四原則について述べる[16]。バイオエシックスの四原則とは、医療者や医学研究者が遵守すべき規範として、ビーチャムとチルドレスが提案したものである。前節で見たように、ビーチャムが1978年にその決定稿を書いた「生物医学および行動科学研究における人間の被験者保護のための国家委員会報告書」(いわゆる「ベルモント・レポート」)において、自律尊重(人格の尊重)原則、善行原則、正義原則の三原則が提示された。さらに、1979年に、ビーチャムとチルドレスは、『生物医学・医療倫理の諸原則』のなかで、これらの三原則に無危害原則を加えて四原則を提示した[17]。

　医療倫理の四原則を簡単に述べると、自律尊重原則とは「自律的な患者の意思決定を尊重せよ」、無危害原則とは「患者に危害を及ぼすのを避けよ」、善行原則とは「患者に利益をもたらせ」、正義原則とは「利益と負担を公平に配分せよ」となる。ビーチャムとチルドレスによれば、ここでいう原則とは、意のままに無視してよいものではないが、かといって絶対的な拘束力を持つものでもなく、他の原則と対立しない限り拘束力をもつ暫定的な義務であるとされる。四原則は、共通の道徳(common morality)の内容を明確化したものであることによって正当化される。共通の道徳とは、「道徳をまじめに考えるすべての人が共有する一連の規範」である。

バイオエシックスの四原則は、次のような意義を持つ。（1）1970年当時のアメリカでは、医学や医療の倫理問題に場当たり的に対応していた。四原則は、それらの問題を統一的に扱うための理論的な基礎を与えた。（2）当時の医療は、善行原則と無危害原則だけに基づいていた。それに対して、四原則は、自律尊重原則や正義原則の重要性も強調した。（3）義務論や功利主義といった複雑な倫理理論とは違って、簡潔な四原則は、医療の現場で用いやすい。（4）異なった倫理理論や道徳観を持つ人たちでも共有できると考えられる四原則は、彼らが共通の言葉を用いて議論することを可能にした。

個々の原則

　各原則について手短に説明する。まず自律尊重原則は、患者が自律的な選択を行う場合、つまり当人が必要な情報を理解したうえで、脅迫や心理的圧力などによる支配的な影響を受けずに意図的に選択を行う場合、たとえその選択が無分別でばかげていると考えられるとしても、他人が介入しないことを要求する。この原則は、必要ならば患者が自律的に選択できるように手助けすることも要求する。この原則から導かれる道徳規則には、（1）真実を語れ、（2）他人のプライバシーを尊重せよ、（3）守秘情報を保護せよ、（4）診断や治療のために医療者が患者の体に器具を挿入する場合には当人の同意を得よ、（5）依頼を受けた場合は、他人が重要な決定を下す援助をせよといったものがある。

　つぎに無危害原則は、医療者が患者に実際に危害を加えない責務だけでなく、患者が危害を被るリスクを負わせない責務も含む。これらの責務が医療者に課されるのは、注意義務(due care)がある場合だけである。注意義務とは、「危害を及ぼすのを回避するために、当該の状況で理性的で思慮深い人なら当然要求されるような、十分で適切な注意を払うこと」である。無危害原則から導かれる道徳規則には、（1）殺すな、（2）苦痛や苦悩を引き起こすな、（3）不快を引き起こすな、（4）他人の人生から善いものを奪うなといったものがある。

また善行原則は、患者にとっての利益と害悪を比較したうえで、最善の結果をもたらすことを要求する。この原則は、(医療者自身が患者に加える害悪や危害以外の)害悪や危害を未然に防ぐべきである、すでに生じてしまっている害悪や危害を取り除くべきである、善をもたらしたりそれを促進したりすべきであるという三つの形をとる。この原則から導かれる規則には、(1)他人の権利を保護・擁護せよ、(2)他人に危害が及ぶのを防げ、(3)他人に危害をもたらす条件を取り除け、(4)障害者を援助せよ、(5)危機に瀕した人を救助せよといったものがある。

正義原則は、形式的な正義の原則と実質的な正義の原則を含む。形式的な正義の原則は、「等しいものは等しいように、等しくないものは等しくないように、扱わなければならない」というものである。この原則が形式的であるのは、それが、人々が実際に等しいのかどうかを決定するための規準を与えていないからである。一方、実質的な正義の原則としては、たとえば、各人に平等な配分をすることを要求する原則、各人の必要や努力、貢献、功績の大きさに応じて配分することを要求する原則、自由な市場取引に配分を委ねる原則などが考えられる。

原則対立事例

異なる原則が対立する事例に対処するために、ビーチャムらは、原則の特定化(specification)および比較衡量(balancing)という二つの方法を採用している。原則の特定化とは、状況に合わせて原則の適用範囲を限定することである。たとえば、精神科に通院中の患者が特定の第三者を殺す意図を持っていると治療者に打ち明けた場合、守秘義務の基礎となる自律尊重原則と他人に危害が及ぶのを防ぐ善行原則が対立する。そこで、守秘義務を、患者が特定の第三者に深刻な身体的危害を加える意図を表明しない場合だけに限定する。このように限定された守秘義務は、もはや善行原則と対立しなくなる。原則の対立がそれらの原則を特定化することによって解消できない場合、ビーチャムらは、原則の比較考量を推奨している。原則の比較衡量とは、対立する原則のどちらが当該の状況でいっそう重要であるの

かをもっともな理由に基づいて判断することである。

　ビーチャムらは、原則の比較衡量が恣意的なものにならないようにするための条件として、以下のものを挙げている[18]。

（1）ある原則に従い、別の原則に違反するもっともな理由がある。
（2）ある原則に違反することを正当化する目標が、実現される十分な見込みがある。
（3）どの原則にも違反しない、道徳的に望ましい方法がない。
（4）目標を達成するために、原則に違反する程度が最も小さい方法を選択する。
（5）原則に違反することの悪い結果を最小にする。
（6）行為する人は、行為の影響を受けるすべての人を公平に扱う。

(Ⅳ) バイオエシックスの四原則に対する批判

　バイオエシックスの四原則に対する代表的な批判として挙げられるのは、以下のものである[19]。

（1）四原則の考え方は、異なる原則が対立するケースを解決できない。というのは、対立する原則を比較衡量する判断は、人によって異なるからである。
（2）異なる原則が対立するケースで、対立する原則を比較衡量すれば、少数者の自律や利益を保護することよりも、多数者の自律や利益を保護することを重視して、少数者の尊厳や人権を侵害する恐れがある。
（3）四原則の考え方は、患者の自律的な決定を重視しすぎている。
（4）具体的なケースでは、抽象的な原則よりも、ケア、信頼、愛情などのほうが重要である。

　（1）の批判を行ったジョンセン（Albert R. Jonsen）は、問題となっているケースに最も似ている、すでに判断が確立した模範的なケースと同じ判断を行う決議論（casuistry）を提案している[20]。

　（2）の批判を行ったドイツ連邦議会「現代医療の法と倫理」審議会は、そ

の最終答申のなかで、次のように述べている。「本審議会は、個別ケースの比較衡量に先立って普遍的な拘束力を持つ行為原則がなければならず、人間の尊厳と人権の概念が、現代医療のもろもろの問いに倫理的・法的に取組む際に、放棄しえない枠組みを提示するということから出発する」。対立する原則を比較衡量する際の前提として、人間の尊厳と人権とがまず確保されなければならない、というのである[21]。

（３）の批判を行ったホンネフェルダー（Ludger Honnefelder）とフックス（Michael Fuchs）は、次のように論じている。患者の自律的な決定は、確かに重要である。だが、患者が望めば、医師はどのような医学的介入でも行うわけではない。医師が行う医学的介入は、医学の目標（病気の予防・診断・治療、苦痛の緩和、健康の維持など）を達成するために必要のものだけである。したがって、医療の目標を越えて、能力の向上や性質の改善を目指す医学的介入（エンハンスメント）は、許されない[22]。

（４）の批判を行ったケアの倫理については、第４章で述べる。

註と引用参考文献

1　Cf. Jonsen 1998. 藤尾　2012年、松田・川村・渡辺　2010年、内山　1998年、参照。
2　香川　2012年、参照。
3　Cf. Jones 1959.「誓い」については、今井正浩訳を適宜参照した（今井正浩　2003年、松田・川村・渡辺　2010年、参照）。
4　内山　2005年、参照。
5　Cf. Jonsen 2000. 松田・川村・渡辺　2010年、参照。
6　Cf. Jonsen 2000. 松田・川村・渡辺　2010年、参照。
7　Cf. Jonsen 2000. 松田・川村・渡辺　2010年、参照。
8　Cf. Jonsen 2000.
9　谷田　2001年、参照。
10　Cf. Bedau 2001. 決疑論者たちは、用語を定義して概念上の区別を導入したり、問題になっている事例に最も似ている、すでに判断が確立した模範的な事例と同じ判断を行ったりすることによって、個々の症例が提起する倫理問題に答えようとした。
11　Cf. Jonsen 2000.
12　ジェントルマンとは、肉体労働せずとも生活が可能で、礼儀正しく、身だしなみが

善く、教養があって徳がある人であり、その根幹を形成しているのがフェア・プレイの精神である（泉谷・舩木　2011年、参照）。
13　Cf. Jonsen 2000. 松田・川村・渡辺　2010年、参照。
14　本節の記述は、水野　2013年aを用いた。Cf. Jonsen 1998. 児玉・赤林　2014年、今井道夫　2011年、堂囿　2011年a、児玉・赤林　2009年、香川　2001年、参照。
15　Cf.Post 2003.
16　本節の記述は、水野　2010年に加筆訂正を施したものである。
17　看護学者のフライとジョンストンは、上述の四原則に、誠実原則と忠誠原則を付け加えている。そして、誠実原則とは、真実を告げる、嘘をつかない、他人を騙さない義務であり、忠誠原則とは、自分が関与したことに誠実であり続ける義務であると定義している（Cf. Fry & Johnstone 2008）。
18　Cf. Beauchamp & Childress 2001. 樫　2012年、参照。
19　個々の原則の問題点の指摘としては、加茂　2014年、参照。
20　Cf. Jonsen & Toulmin 1988. 樫　2012年、谷田　2001年、参照。
21　Cf. Deutscher Bundestag Referat Öffentlichkeit 2002. 松田純　2012年、参照。フランスにおける同様の批判については、小出　2012年、参照。
22　Cf. Honnefelder & Fuchs 1998. 松田純　2012年、参照。エンハンスメントについては、第11章、参照。

さらに学びたい人のために

Beauchamp, Tom L. and Childress, James F., *Principles of Biomedical Ethics*, 5th ed., Oxford University Press, 2001（立木教夫・足立智孝監訳『生命医学倫理』第5版、麗澤大学出版会、2009年）
　▷バイオエシックスの四原則に基づいて書かれた代表的な教科書。

Jonsen, Albert R., *The Birth of Bioethics*, Oxford University Press, 1998（細見博志訳『生命倫理学の誕生』勁草書房、2009年）
香川知晶『生命倫理の成立——人体実験・臓器移植・治療停止』勁草書房、2000年
　▷バイオエシックスの歴史に関する研究書。

Jonsen, Albert R., *A Short History of Medical Ethics: Origins of Bioethics Across Cultures*, Oxford University Press, 2000（藤野宏明・前田義郎訳『医療倫理の歴史——バイオエシックスの源流と諸文化圏における展開』ナカニシヤ出版、2009年）
　▷ヒポクラテスから現代まで、医療倫理の歴史を辿っている。

第2章
看護倫理の基礎にあるもの

はじめに

　本章では、看護倫理を扱う。まず、看護、看護師とは何かを確認する（Ⅰ）。つぎに、看護倫理、看護倫理学とは何かを述べる（Ⅱ）。さらに、看護倫理の根幹となる看護倫理綱領を概観する（Ⅲ）。そして、看護倫理が取組む倫理的な問題(Ⅳ)と、それを解決するための方法である意思決定モデル（Ⅴ）について解説する。

（Ⅰ）看護、看護師とは

看護とは

　看護とは何か。様々な答えがある。まず、代表的な看護の理論家であるナイチンゲール（Florence Nightingale）とヘンダーソン（Virginia Henderson）による看護の定義を取り上げる。つぎに、国際看護師協会、日本看護協会による看護の定義を見る。

　ナイチンゲールは、『看護覚え書』(1860年)のなかで、次のように述べている。「看護とはこれまで、せいぜい薬を飲ませたり湿布を貼ったりすること、その程度の意味に限られてきている。しかし、看護とは、新鮮な空気、陽光、暖かさ、清潔さ、静かさなどを適切に整え、これらを活かして用いること、また食事内容を適切に選択し適切に与えること——こういったことのすべてを、患者の生命力の消耗を最小にするように整えること、を意味すべきである」（強調は引用者）。患者に薬を飲ませたり湿布を貼った

りすることは、もちろん大切である。しかし、看護の本質は、患者の環境などを整えて、患者の生命力の消耗を最小にすることである。

また、ナイチンゲールは、「看護が為すべきことは、自然が患者に働きかけるのに最も善い状態に患者を置くことである」と述べている。医療は、治癒を妨げているもの(たとえば、身体に打ち込まれた弾丸など)を取り除くが、傷や病気を癒すのは自然の働きである。看護は、こうした自然の働きを促進する[1]。

以上から、ナイチンゲールの考え方によれば、看護とは、患者の環境などを整えることによって、患者の生命力の消耗を防いで、自然治癒力を高めることである、といえる。

また、ヘンダーソンは、次のように述べている。「看護師の独自の機能は、病人であれ健康な人であれ、健康あるいは健康の回復(あるいは穏やかな死)の助けとなるような行動を行う援助をすることである。その人が必要なだけの体力、意志力、知識を持っていれば、これらの行動は他人の援助がなくても可能であろう。この援助は、その人ができるだけ早く自立できるように仕向けるやり方で行う」[2]。

十分な体力、意志、知識がない人は、他人の援助なしには、健康を維持・回復するための行動を行うことができない。看護とは、彼らが自分の力で、そのような行動を行うことができるように援助することである。ヘンダーソンは、こう述べている。

つぎに、看護の専門職団体による看護の定義として、国際看護師協会によるもの、アメリカ看護師協会によるもの、日本看護協会によるものを見る。

まず、国際看護師協会「看護の定義」(2002年、簡略版)によれば、「看護とは、あらゆる場であらゆる年代の個人および家族、集団、コミュニティを対象に、対象がどのような健康状態にあっても、独自にまたは他と協働して行われるケアの総体である。看護には、健康増進、および疾病予防、病気や障害を有する人々あるいは死に臨む人々のケアが含まれる。また、アドボカシーや環境安全の促進、研究、教育、健康政策策定への参画、患

者・保健医療システムのマネージメントへの参与も、看護が果たすべき重要な役割である」とされている。

したがって、看護とは、看護師などが、あらゆる年代の健康な人やそうでない人に対して、単独であるいは他の医療者と協力して行うケアの総体のことである。具体的には、健康の増進、疾病の予防、患者のケアなどである。加えて、アドボカシー、環境安全の促進、研究、教育なども、看護の役割である。

つぎに、アメリカ看護師協会は、「看護：社会政策の声明」(1980年)のなかで、「看護とは、健康にかかわる現実的な問題、または、潜在的な問題に対する人間の反応の診断と治療である」と定義している[3]。人間は、病気や怪我のような健康に関する問題に対して、様々な身体的、心理的、社会的な反応をする。看護とは、これらの反応の診断と、それに対する治療とを指す。

この定義の背景には、次のような考え方がある。すなわち、医師が行う医療とは、病気や怪我などの健康に関する問題そのものの診断および治療である。他方、看護とは、健康に関する問題に対する人間の反応の診断および治療である。したがって、医療と看護とは、互いに独立しており、補い合うものである[4]。

日本看護協会「看護にかかわる主要な用語の解説――概念的定義・歴史的変遷・社会的文脈」(2007年)によれば、「看護とは、広義には、人々の生活の中で営まれるケア、すなわち家族や近隣の乳幼児、疾病者、高齢者や虚弱者への世話等を含むものをいう。狭義には、保健師助産師看護師法に定められるところに則り、免許交付を受けた看護職による、保健医療福祉のさまざまな場で行われる実践をいう」と定義されている。

この定義は、問題となっている狭義の看護が、法律に基づいて行われるものであること、および、病院や診療所だけでなく、介護老人保健施設、保健所や地域保健センター、学校、企業、訪問看護など様々な場で行われるものであることを、明記している[5]。

上に見た看護の専門職団体による看護の定義は、次のような6つの構成

要素からなっている。その構成要素とは、(1)看護の対象、(2)看護の内容、(3)看護の行い方、(4)看護の場、(5)看護の社会的位置付け、(6)看護の社会的役割である。

(1)看護の対象として、国際看護師協会は、あらゆる年代のあらゆる健康状態の個人、家族、集団、コミュニティを挙げている。(2)看護の内容として、国際看護師協会は、健康増進、疾病予防、病人や障害者のケアなどを挙げている。(3)看護の行い方として、国際看護師協会は、看護師が単独で、または、他の医療者と協力して行うとしている。(4)看護の場は、日本看護協会によれば、保健医療福祉の様々な場であるとされる。(5)看護の社会的位置付けについて、日本看護協会は、看護は法律に根拠を持つものである、と明記している。(6)看護の社会的役割として、国際看護師協会は、アドボカシー、環境安全の促進、研究、教育などを挙げている。これらの構成要素は、長年の研究と議論の成果である[6]。

看護師とは

保健師助産師看護師法(第5条)によれば、看護師とは「厚生労働大臣の免許を受けて、疾病者若しくはじょく婦[7]に対する療養上の世話又は診療の補助を行うことを業とする者」と定められている。したがって、看護師の業務は、療養上の世話と、(医師が行う)診療の補助とである。

看護師のこの定義は、看護師の法的な位置付けを示すものではあるが、看護師の本質を表すものではない、という見解もある[8]。

国際看護師協会「看護師の定義」(1965年(1987年改訂))は看護師について以下のように規定している。「看護師とは、基礎的で総合的な看護教育の課程を修了し、自国で看護を実践するように適切な統制機関から権限を与えられている者である。看護基礎教育とは、一般看護実践、リーダーシップの役割、そして専門領域あるいは高度の看護実践のための卒後教育に向けて、行動科学、生命科学および看護科学における広範囲で確実な基礎を提供する、正式に認定された学習プログラムである」。つまり、看護師とは、看護教育を修了し、自国の統制機関から権限を与えられている者

である。

　上の定義に続けて、看護師が権限を持つ行為として、以下の5つを挙げている。すなわち、(1)健康の増進、疾病の予防、そしてあらゆる年齢およびあらゆるヘルスケアの場および地域社会における、身体的、精神的に健康でない人々および障害のある人々へのケアを含めた全体的な看護実践領域に従事すること、(2)ヘルスケアの指導を行うこと、(3)ヘルスケア・チームの一員として十分に参加すること、(4)看護およびヘルスケア補助者を監督し、訓練すること、(5)研究に従事することである。

(II)看護倫理、看護倫理学とは

　看護倫理、看護倫理学とは、何であろうか。看護学者の松木光子によれば、看護倫理とは、「看護職者が患者に見合うよりよい看護を実践する上での普遍的な規範である」と定義されている[9]。つまり、看護倫理とは、適切な看護を行うために、すべての看護師が守るべきルールである。

　つぎに、看護倫理学とは、患者の苦痛を増加させたり、患者の安全、安寧を脅かすような、「誤った行為を避けるため、そして看護の基本を遂行できるための哲学を持つことができる学問」である、と看護学者の石井トクは定義している。看護の基本は、患者の苦痛を軽減し、その安全や安寧を保障することである。ところが、看護師が患者の苦痛を増したり、その安全や安寧を阻害したり、看護事故などで患者の安全を脅かしたりすることがある。こうしたことを防ぎ、看護の基本を遂行するための考え方を探求する学問が、看護倫理学である、というのである[10]。

　第三章で見る倫理と倫理学との定義に鑑みて、上の定義を敷衍すると、次のようになる。看護倫理とは、看護師が守るべきルールである。そして、看護倫理学とは、看護倫理に関する哲学である。哲学とは、ものごとを原理的、根本的に考えることである。したがって、看護倫理学とは、看護師が守るべきルールについて原理的、根本的に考えることである。

看護倫理の変遷

　20世紀の前半まで、看護師は、キリスト教を信仰し、他人に奉仕する純潔な女性である、と見なされていた。こうした見方に従って、当時の看護倫理は、看護のエチケットや社会の慣習を守ることを重視していた。具体的には、清潔であること、時間に正確であること、親切であること、医師、上司などの命令に疑問を抱かずに服従すること、自己犠牲の精神を持つこと、自分が勤務する施設の規則を厳守すること、他人の仕事に口出ししないことなどを、看護師に要求していた[11]。

　当時の看護倫理を代表する、看護における倫理的行動の基準として、ナイチンゲール誓詞がある。これは、「私は生涯を清く過ごし、専門職として真摯に努めることを皆さんの前で神に誓います。私は危険なこと、善くないことをすべて慎み、有害な薬と知りつつこれを人に与えたりしません。私は専門職の基準を守り、これを高めるために全力を尽くします。実践にあたっては私が知りえた個人や家庭の事情は、もとより口外しません。私は誠実に医師の仕事を助け、ケアを受ける人々の福祉のために専念します」というものである。このナイチンゲール誓詞は、1893年に、デトロイトのハーバー病院ファンドランド学校で作成され、近代看護の創始者であるナイチンゲールに敬意を表してこう名付けられた。その後、国際看護師協会の倫理綱領のなかに取り入れられたり、第二次世界大戦後、日本でも広く看護師の倫理規範として採用されたりした[12]。

　20世紀後半になると、看護師の役割は、医師の忠実な助手から、患者のケアに責任を持つ独立した医療者に変化してきた。こうした変化に伴って、看護倫理は、医師、上司、勤務する施設、母校などの権威に対して看護師が服従することだけを求めるものから、看護師が自分で倫理的な決定を行うことを重視するものに変化してきた[13]。

　こうした変化は、看護における倫理綱領に反映されている。そこで、これらの倫理綱領を概観する。

(Ⅲ)看護倫理綱領

倫理綱領とは

 倫理綱領とは、ある集団によってその成員のためにつくられた道徳的規準や、行動を指示したり確立したりする正式な文書を指す[14]。

 専門職団体が倫理綱領を作成する目的は、以下のものである。すなわち、(1)その団体の成員が倫理的な行動をとるように啓蒙すること、(2)仕事の倫理的な側面に対する成員の感受性を高めること、(3)団体の統合性を規定し、その成員に一定の規則を守らせること、(4)道徳的な葛藤や対立を解決するために助言すること、(5)一般の人たちがその団体の成員に何を期待できるのかを示すことである[15]。

看護の倫理綱領の歴史

 19世紀末以降、看護の専門職団体がつぎつぎと結成された。1897年には、アメリカ看護師協会が設立され、1899年には、国際看護師協会が設立された。日本でも、1929年に、看護婦協会が設立され、1951年に、その名称を日本看護協会に変更した。

 20世紀後半以降、これらの専門職団体は、倫理綱領を作成し、その改訂を重ねてきた。

 1950年に、アメリカ看護師協会が倫理綱領を策定した。その後、1960年、1968年、1985年、2001年に改訂を行っている。

 1953年には、国際看護師協会が、ブラジルのサンパウロで開催された大会で「看護師の規律」を採択した。その後、1965年、1973年、2000年、2005年に改訂を行っている。この倫理綱領は、各国の看護倫理綱領に大きな影響を与えてきた。

 1988年に、日本看護協会は「看護師の倫理規定」を作成した。その後、医療、社会の変化や、国際看護師協会の倫理綱領の改正などを受けて、2003年にそれを改定し、「看護師の倫理綱領」として公表した[16]。

つぎに、主要な看護倫理綱領として、国際看護師協会「看護の規律」と、日本看護協会「看護師の倫理綱領」とを取り上げて、その概要を述べる。

国際看護師協会「看護の規律」

国際看護師協会が2005年に改訂した「看護の規律」は、その前文で、まず看護師の責務として、健康を増進すること、疾病を予防すること、健康を回復すること、苦痛を緩和することを挙げている。そして、看護の本質は、文化的権利、自ら選択して生きる権利、尊厳を保つ権利、敬意のこもった対応を受ける権利などの人権を尊重することである、としている。さらに、「看護のニーズはあらゆる人々に普遍的である」として、年齢、皮膚の色、信条、文化、障害や疾病、ジェンダー、国籍、政治、人種、社会的地位などにかかわらず、あらゆる人々に対して看護ケアを行うことを謳っている。

以上の前文に続いて、「看護師と人々」、「看護師と実践」、「看護師と看護専門職」、「看護師と協働者」という4つの基本領域における倫理的行為の基準を提示している。

まず、「看護師と人々」では、「専門職としての看護師の第一義的な責任は、看護を必要とする人々に対して存在する」と明言している。つまり、看護師の責任は、医師などに対するものではなく、患者などに対するものである、ということである。そのうえで、個人、家族、地域社会の人権、価値観、習慣、信念などを尊重すること、ケアや治療を受ける人に十分な情報を与えること、個人情報を保護すること、人々の健康に関わるニーズや社会的ニーズを満たすために支援すること、自然環境を保護することを、勧告している。

つぎに、「看護師と実践」では、看護業務および継続的な学習によって能力を維持すること、ケアを提供できるために自分の健康を維持すること、自らの品行を保つこと、科学・技術が人々の尊厳および権利を脅かすことを防ぎ、科学・技術との共存を図ることなどを、定めている。

「看護師と看護専門職」では、看護師は、看護実践や看護管理、看護研究、

看護教育の望ましい基準を設定したり、看護に関する研究を行ったり、専門職団体の活動に参加したりすべきである、としている。

「看護師と協働者」では、協働者との協力関係を維持することを勧告する一方で、「個人へのケアが協働者あるいは他の者によって危険に曝されるときには、その人のために適切な措置をとる」としている。つまり、医師など他の医療者などが、ケアを受ける人を危険に曝すときには、その人を保護しなければならない。ここでも、看護師の責任が、医師に対するものではなく、ケアを受ける人に対するものであることが、明確にされている[17]。

日本看護協会「看護者の倫理綱領」

日本看護協会は、1988年に、10の条文から成る「看護師の倫理規定」を策定した。その後、医療や社会の変化、国際看護師協会「看護の倫理規定」の改正などを受けて、日本看護協会は、2003年に、「看護者の倫理綱領」を公表した。これは、前文と15の条文とから成り、条文には解説が付けられている。

前文では、看護の使命、目的、看護者の責務、および、本倫理綱領の対象者と目的が提示されている。まず、看護の使命は、「人間としての尊厳を維持し、健康で幸福であること」に対する「普遍的なニーズに応え、人々の健康な生活の実現に貢献すること」である。看護の目的は、「あらゆる年代の個人、家族、集団、地域社会を対象とし、健康の保持増進、疾病の予防、健康の回復、苦痛の緩和を行い、生涯を通してその最期まで、その人らしく生を全うするように援助を行うこと」である。看護者の責務は、看護の実践にあたって、「人々の生きる権利、尊厳を保つ権利、敬意のこもった看護を受ける権利、平等な看護を受ける権利などの人権を尊重すること」である。そして、本倫理綱領の対象者は、「病院、地域、学校、教育・研究機関、行政機関など、あらゆる場で実践を行う看護者」であり、その目的は、彼らが「自己の実践を振り返る際の基盤を提供する」こと、および、「看護の実践について専門職として引き受ける責任の範囲を、社会に対して明示す

る」ことである。

　15の条文を大まかに分けるとすれば、1〜6条は、看護者が守るべき価値に関わるものであり、7〜11条は、看護者の職務上の責任に関わるものであり、12〜15条は、看護者の社会的な責任に関わるものである、といえる[18]。

　これらの条文には、先に見た国際看護師協会「看護の規律」にある重要な事項が含まれている。たとえば、人間としての尊厳および権利を尊重すること(第1条)、平等な看護を行うこと(第2条)、知る権利や自己決定権を尊重すること(第4条)、個人情報を保護すること(第5条)、看護を受ける人を保護し安全を確保すること(第6条)、実施した看護について個人として責任を持つこと(第7条)、個人の責任として、継続的な学習を行い、専門的な能力の維持・向上に努めることなどである[19]。

(Ⅳ) 看護の倫理問題

　看護学者のデービス(Anne J. Davis)は、倫理問題とは、正または不正という側面を持っている状況のことである、と定義している[20]。

　アメリカ看護師協会の調査によれば、看護師にとっての主要な倫理問題は、次のような事柄に関するものである。その事柄とは、(1)医療費の削減、(2)終末期の意思決定、(3)患者の個人情報の保護、(4)同僚の能力不足や、同僚による非倫理的な行為、(5)患者の苦痛緩和、(6)心肺蘇生に関わる事前指示、(7)インフォームド・コンセント、(8)医療へのアクセスの不平等、(9)AIDS患者のケア、(10)不妊治療などである[21]。

　また、看護学者の杉谷藤子と川合政恵は、看護師がしばしば直面する倫理問題を、問題となる事柄に即して、(1)インフォームド・コンセント、(2)尊厳、(3)信頼関係、(4)守秘義務・個人情報保護、(5)安全の確保、(6)権利の尊重・擁護の6つに分類している[22]。

　(1)インフォームド・コンセントに関わる倫理問題の具体例として、患者の同意を得ないで施設に入所させたケースや、治療について患者に適切

な説明が行われなかったケースなどが挙げられている。

（２）尊厳に関わる倫理問題の具体例としては、昏睡状態にある患者、高齢者、終末期の患者、重度の障害がある新生児などの尊厳を維持することに関わるケースなどが挙げられている。

（３）信頼関係に関わる倫理問題の具体例としては、看護師に対して患者が暴言をあびせたケースや、患者や家族が医師や看護師の対応に不満を抱いたケースなどが挙げられている。

（４）守秘義務・個人情報保護に関わる倫理問題の具体例としては、患者の個人情報を看護師が治療チームの他の成員に知らせたことに対して、患者が不満を抱いたケースや、患者の親族が、患者の病状についての説明を要求したケースなどが挙げられている。

（５）安全の確保に関わる倫理問題の具体例としては、判断能力が低下した患者が気管チューブや点滴を自分で引き抜いてしまうことを防ぐために、上肢の動きを制限する抑制を行ったケースなどが挙げられている。

（６）権利の尊重・擁護に関わる倫理問題の具体例としては、家族の都合で患者が施設に入所させられたケース、治療費を支払えないという理由で、患者を退院させたり治療を拒否したりしたケースなどが挙げられている。

確かに、上の６つの分類は、看護における倫理問題の中核を成すものである。しかし、看護における倫理問題は、これらに尽きるものではなく、（本書第５章から第13章で述べる）医療・看護倫理のほとんどすべての領域に関わっている[23]。

こうした様々な倫理問題を、看護学者のジェイムトン（Andrew Jameton）は、それらの性質の観点から、倫理的不確かさ（moral uncertainty）、倫理的ジレンマ（moral dilemma）、倫理的悩み（moral distress）という三つのタイプに分類している。

倫理的不確かさとは、看護師が、当該の倫理問題について確信が持てない状況、および、その問題にどのような倫理的価値や原則が関わっているのかについて、確信が持てない状況である。たとえば、ある看護師が、患者のケアが十分に行われていないと感じているが、どのケアがどのように

不適切であるのかを明確に指摘できない状況などである。

　倫理的ジレンマとは、複数の倫理原則が当該の状況に当てはまるが、それらの原則が互いに矛盾する行為を看護師に指示する状況である。たとえば、終末期の患者に生命維持治療を行って延命を図るか、それとも苦痛を長引かせないためにその治療を行わないか、判断に迷う状況などである。

　倫理的悩みとは、看護師が、問題となっている倫理的な価値や、行為の指針となる倫理原則を知っており、それらに基づく正しい行為を選択したが、看護師が決定の権限を持たないために、その正しい行為を行うことができない状況である。たとえば、病院の経営方針で、不必要な検査を行っているが、看護師がその改善を提案する権限を持たない状況などである[24]。

　また、看護学者のJ・トンプソン(Joyce E. Thompson)とH・トンプソン(Henry O. Thompson)は、倫理問題を、（1）自律尊重、善行、正義などの倫理原則に関わる問題、（2）患者などの権利に関わる問題、（3）看護師の義務に関わる問題、（4）患者、家族、協働者などに対する誠実さに関わる問題、（5）人工妊娠中絶、思春期の性、医療資源の配分、安楽死など、人々のライフサイクルに関わる問題に分けている[25]。

(V) 意思決定モデル

　前節で見た倫理問題を解決するために、意思決定モデルと呼ばれる、いくつかの方法が提案されている。代表的なものとして、フライ(Sara T. Fry)とジョンストン(Megan-Jane Johnstone)によるモデルと、J・トンプソンとH・トンプソンによるモデルを紹介する。

　フライとジョンストンの意思決定モデルは、次の4つの問いから成っている。その問いとは、（1）価値の対立の背景にある事情は何か、（2）問題となっている価値の意味は何か、（3）価値の対立が、関係者にとってどのような意味を持つのか、（4）何を為すべきか、というものである。看護師は、これらの問いに答えるために、以下のことを行う。

(1)事実に関する情報、関係者が重視する価値、それらの価値の対立などについて、関係者の話を聞くことによって、価値の対立が生じた状況を明らかにする。

(2)対立している関係者が重視している価値を、明らかにする。そして、彼ら自身が重視しているいくつかの価値のうちのどれを優先するのかを、彼らが決定する援助を行う。また、対立している関係者たちが話し合って、どの価値がより重要かを決定する援助を行う。

(3)問題となっている価値の対立が、関係者にとって、どれくらい重要なものかを、明らかにする。

(4)上の(1)～(3)で明らかにしたことに基づいて、看護の倫理綱領などに従い、予想される結果などを考慮して、決定を行う。その決定のプロセスと結果について、後で評価を行う[26]。

つぎに、J・トンプソンとH・トンプソンのモデルは、次のような10の段階を経て、意思決定を行うものである。その段階とは、(1)状況を検討する、(2)さらに情報を収集する、(3)倫理的な問題を特定する、(4)自分が重視している個人的な価値と専門職的な価値とを特定する、(5)患者などキーパーソンが重視している価値を特定する、(6)価値の対立があれば、それを特定する、(7)誰が意思決定を行うべきかを決定する、(8)可能な行為と、それらの行為の予想される結果とをリストアップし、実行不可能なものを除外する、(9)行為を決定し実行する、(10)結果を評価する、というものである[27]。

註と引用参考文献

1　Cf. Nightingale 1860. 茂野　2012年、参照。
2　Cf. Henderson 1991. 永田　2014年、茂野　2012年、参照。
3　この定義は、アメリカ看護師協会「看護の社会政策声明――専門職の本質」(2010年)のなかでも言及されている。
4　勝山　2012年、参照。
5　日本看護協会「看護業務基準」(1995年(2006年改訂))によれば、「看護とは、あら

ゆる年代の個人、集団、地域社会を対象とし、健康の保持増進、疾病の予防、健康の回復、苦痛の緩和を行い、生涯を通じてその最後まで、その人らしい生を全うできるように支援を行うことである」と定義されている。これは、先に見た国際看護師協会による看護の定義を踏まえたものであろう。

6 茂野　2012年、参照。
7 じょく婦(褥婦)とは、分娩が終了してから子宮を中心とした生殖器が非妊時の状態に回復するまでの6～8週間の期間にある婦人のことである(下屋　2011年、参照)。
8 茂野　2012年、参照。
9 松木　2010年a、参照。
10 石井　2008年、参照。
11 Cf. Fry & Johnstone 2008. 松木　2010年a、参照。
12 Cf. Ladd 1980. 松木　2010年a、参照。
13 Cf. Fey & Johnstone 2008.
14 *Ibid.*
15 松木　2010年a、参照。
16 Cf. Fry & Johnstone 2008. 松木　2010年a、参照。
17 松木　2010年a、大西　2009年、参照。
18 堀井　2012年a、大西　2009年、参照。
19 松木　2010年a、参照。
20 Cf. Davis 2011.
21 Cf. Scanlon & Fleming 1990. 松木　2010年b、参照。
22 杉谷・川合　2011年、参照。
23 Cf. Benjamin & Curtis 2010, Thompson & Melia & Boyd & Horsburgh 2006. 日本看護協会　1999年、参照。
24 Cf. Jameton 1984. 大西　2009年、参照。
25 Cf. J.Thompson & H.Thompson 1992. 松木　2010年b、参照。
26 Cf. Fry & Johnstone 2008. 堀井　2012年c、参照。
27 Cf. J.Thompson & H.Thompson 1992. 松木　2010年b、髙﨑、2009年、参照。

さらに学びたい人のために

Fry, Sara T. and Johnstone, Megan-Jane, *Ethics in Nursing Practice: A Guide to Ethical Decision Making*, 3rd ed., Blackwell Publishing, 2008 (片田範子・山本あい子訳『看護実践の倫理　第3版』日本看護協会出版会，2010年)
　▷国際看護師協会「ICN　看護師の倫理綱領」に準拠した定評ある教科書。

浜渦信二・宮脇美保子責任編集『シリーズ生命倫理学　第14巻　看護倫理』丸善出版，2012年
　▷主として看護師、看護学者による、最新の知見を踏まえた論集。

Davis, A.J. and Tschudin V. and de Raeve, L. eds., *Essential Teaching and Learning in Nursing Ethics: Perspectives and Methods*, Churchill Livingstone Elsevier, 2006（小西恵美子監訳，和泉成子・江藤裕之訳『看護倫理を教える・学ぶ——倫理教育の視点と方法』日本看護協会出版会，2008年）
　▷看護倫理を、倫理学の観点から掘り下げた教科書。原書では、様々な国や地域に特有な倫理問題も取り上げられている。

第3章
倫理学の基礎

はじめに

　本章では、医療・看護倫理の様々な問題を考察するために役立つ、倫理学、とりわけ規範倫理学について概説する。

　まず、「倫理」、「倫理学」などの言葉の意味を説明する。そして、倫理学が、メタ倫理学、規範倫理学、応用倫理学という三つの分野から成ることを見る（Ⅰ、Ⅱ）。つぎに、規範倫理学の主要な倫理理論である、功利主義（Ⅲ）、義務論（Ⅳ）、徳倫理学（Ⅴ）について述べる。

（Ⅰ）倫理とは

「倫理」の語源

　「倫」という漢字は、「人偏」と「侖」とから成る。「侖」は、輪のようにひとつながりになって全体として秩序を成すものを表す。「侖」には、「タグイ、なかま、同類」、「ミチ、ノリ。すじみち。ついで。義理」などの意味がある。これらの意味を併せ持つ「倫」は、人間社会の秩序や道理、つまり人々の間で行われるべき正しい道を意味することになる。

　つぎに、「理」という漢字は、玉を理めること、つまり宝石を磨いて筋目、文様をあらわすことをいう。ここから、「理」とは、普遍的で変わることのない道理や理法を意味する。

　以上から、「倫理」という言葉は、道理や秩序を意味する「倫」と「理」という二つの漢字を重ねて、その意味を強めたものであることがわかる[1]。

ただし、現代の日本で用いられている「倫理」という言葉の意味は、上述の漢字の意味に尽きない。というのは、「倫理」という言葉は、日本人が西洋思想を学びはじめた明治期に、英語の ethics、ドイツ語の Ethik、フランス語の éthique などの訳語として、漢語のなかから選定されたものだからである。これらの言葉の語源は、習俗、慣習、性格、品性などを意味するギリシア語の ēthos である[2]。

また、「倫理」に近い言葉に「道徳」がある。「道」という漢字には、「ことわり、てだて、おしえ、道理」などの意味がある。また、「徳」という漢字には、「ひとがら、人徳、うまれつき」、「ただしい、よい、はたらき、ちから」などの意味がある。このように、「道」は「倫」や「理」と同じように道理や秩序を意味するが、「徳」には、人の内面に備わったものという意味合いがある。そこから、「道徳」は内面的、個人的なもの、「倫理」は外面的、社会的なもの、というニュアンスの違いが生じてくる。しかし、両者は、厳密に区別されているわけではない。

「道徳」という言葉は、明治期に英語の morality、フランス語の morale などの訳語として選定されたものである。これらの言葉の語源であるラテン語の mores の意味は、ギリシア語の ēthos の意味とほぼ同じである。そして、現代の西洋語でも、moral は内面的、個人的なもの、ethics は外面的、社会的なもの、というニュアンスの違いはあるものの、両者はしばしば交換可能なものとして用いられている[3]。

倫理とは

倫理とは、(1) 人間が社会のなかで守るべきルール、および、(2) 理想の生き方である[4]。

(1) 人間が社会のなかで守るべきルールとしての「倫理」には、広い意味と狭い意味とがある。広い意味での倫理のルールとは、社会のルール全般を指し、①法律、②狭い意味での倫理のルール、③礼儀・作法から成る。

上の三種類のルールの違いは、それに違反したときに課される制裁の厳しさの程度にある。たとえば、食事のマナーのような礼儀・作法を守らな

くても恥をかくだけだが、他人に親切にすることのような「狭い意味での倫理のルール」を守らないと非難される。また、「狭い意味での倫理のルール」を守らなくても、通常は処罰されないが、法律を守らないと通常は処罰される。

つまり、「狭い意味での倫理のルール」は、礼儀・作法よりも厳しい罰則を伴うルールであり、法律は、「狭い意味での倫理のルール」よりもさらに厳しい罰則を伴うルールである。このように、それに違反したときに課される処罰の厳しさという点で、上の三種類のルールは、互いに区別される。

ただし、この区別は厳密なものではない。というのは、同一のルールが、礼儀作法にも、「狭い意味での倫理のルール」にも、法律にもなるからである。たとえば、他人を侮辱する人は、恥をかくだけでなく、非難され、時には法律で処罰される。したがって、「他人を侮辱してはならない」というルールは、礼儀・作法であるだけでなく、「狭い意味での倫理のルール」でも、法律でもありうる[5]。

（2）倫理とは、人間が社会の一員として守るべきルールであるだけではなく、「生き方」でもある[6]。たとえば、あいさつをすることは、単にルールを守るということではなく、相手を尊重する生き方をするということでもある。

このように、倫理は生き方でもある。ただし、それは人間の現実の生き方だけではなく、理想の生き方である。倫理は、現実の生き方を踏まえたうえで、理想の生き方を示すものである[7]。

(II) 倫理学とは

倫理学とは

倫理学とは、倫理について原理的・根本的に考えることであり、哲学の一つの部門である。哲学とは、ものごとについて原理的・根本的に考えること、つまり、ものごとの原理や根本にまで立ち返り、その原理や根本そ

のものを問題にすることである[8]。倫理学のほかに、知識の性質や範囲などについて考察する認識論、推論(根拠づけ)の妥当性などに関わる論理学、何が実在するのかを考察する形而上学などから成る[9]。

倫理について原理的、根本的に考えるとは、具体的には次のような問題について、筋道を通して考えるということである。社会のルールとしての倫理は、あることを命じたり禁じたりするという仕方で、善いことや悪いことを示す。しかし、あることが善い・悪い、正しい・正しくないとは、どういうことか。また、それは、どのようにしてわかるのか。そして、理想的な生き方とは、どのようなものか。それをどのようにして決めるのか。こうした仕方で倫理について考えることが、原理的・根本的に考えることなのである[10]。

倫理学の分野

倫理学には、規範倫理学、メタ倫理学、応用倫理学という三つの分野がある[11]。規範倫理学は、何が善い・悪いのか、何が正しい・不正なのかを判断する基準(道徳原理と呼ばれる)を探求し、その原理に基づいて、行為、生き方、社会のあり方のような具体的なものごとの善・悪、正・不正を判断する。こうした判断は、道徳判断と呼ばれる[12]。

規範倫理学は、行為の正しさを重視するか、行為者の性格の善さを重視するかによって、大きく二つに分けられる。行為の正しさを重視する立場のうち、行為の正しさを、行為の帰結の善さに求めるのが帰結主義であり、行為の正しさを義務と合致しているという動機の善さに求めるのが義務論(本章(Ⅳ)、参照)である。帰結主義の立場のうち代表的なものが、功利主義(本章(Ⅲ)、参照)である。他方、行為の正しさよりも、行為者の性格の善さを重視する立場が徳倫理学(本章(Ⅴ)、参照)である[13]。

メタ倫理学は、規範倫理学のように道徳判断を行うものではなく、道徳判断やその背景にある道徳そのものを検討の対象とする。具体的には、道徳判断とはどのような判断なのか、善・悪、正・不正とはどういうことなのか、道徳判断は客観的であるのか、道徳とはどのような営みなのか、な

ぜ道徳的であるべきか、という問題を考察する。

　応用倫理学は、現代の様々な倫理的な問題を考察する。たとえば、本書のテーマである医療・看護倫理のほかに、環境倫理、経営倫理・企業倫理、科学・技術倫理、情報倫理、戦争倫理などがある。応用倫理学は、しばしば規範倫理学の理論を手掛りにするが、具体的な問題を考察するなかで、規範倫理の理論を批判し修正することもある。このように、応用倫理学と規範倫理学とは、互いに影響を及ぼし合っている[14]。

　以下、規範倫理学の代表的な立場である功利主義、義務論、徳倫理学について、見ていくことにしたい。

(Ⅲ)功利主義

　功利主義の主張を簡単に述べると、道徳的に正しい行為や政策とは、社会の成員に最大の幸福をもたらすものである、となる[15]。

　功利主義は、ベンサム(Jeremy Bentham)によって18世紀に提唱され、その後19世紀にミル(John Stuart Mill)やシジウィック(Henry Sidgwick)らによって洗練された倫理理論であり、現代でも有力なものである。

　功利主義の特徴として挙げられるのは、(1)帰結主義(consequentialism)、(2)幸福主義(welfarism)、(3)総和主義(sum-ranking)である。

　(1)帰結主義とは、行為などの正・不正を判断する際の究極の判断材料となるのは、行為などの結果のみであるという考え方である。したがって、帰結主義の立場からは、望ましい結果をもたらす行為などは正しく、望ましくない結果をもたらす行為などは不正である、と判断される。

　帰結主義は、何の帰結が評価の対象となるのかに応じて、異なる形をとる。その評価対象の候補としては、行為、規則、動機、性格、制度、政策などが考えられる。ここでは、行為の帰結を評価する行為功利主義と、規則の帰結を評価する規則功利主義とについて述べる。

　行為功利主義とは、行為の正・不正は行為そのものの善い帰結または悪い帰結によって判定されるべきである、という考え方である。また、規則

功利主義によれば、正しい行為とは有益な規則に合致した行為であるとされる。有益な規則とは、それらが一般に受け入れられるかまたは遵守される時に善い結果をもたらすと考えられる規則である[16]。

（2）幸福主義とは、内在的な価値を持つもの（それ自体として善いもの）は人々が享受する幸福だけである、という考え方である。したがって、幸福主義と帰結主義との両方を採用すれば、行為などの結果の善悪を判断する際の究極の判断材料となるのは人々の幸福や不幸のみである、ということになる。つまり、行為の善い結果とは人々が幸福になることであり、行為の悪い結果とは人々が不幸になることである。

幸福をどのようなものと考えるかによって、幸福主義は、①幸福とは快楽（意識の快い状態）であるという快楽主義、②幸福とは、欲求の実現であるという欲求（選好）実現説、③幸福には、快楽や欲求の実現以外に、知識、自由、美的体験、自尊心、良好な人間関係といった様々なものが必要であるという客観的な善のリスト説に分けられる。

快楽主義を採用する功利主義によれば、ある行為などの影響が及ぶ関係者全員に、最も大きな快楽をもたらす行為などが正しいものである、とされる。他方、欲求実現説を採用する功利主義によれば、ある行為などの影響が及ぶ関係者全員の欲求が最大限に実現される行為などが正しものであるとされる[17]。

（3）総和主義とは、行為の影響を受ける人々の幸福と不幸とは加算可能であり（単純加算主義）、幸福の総和は大きいほど善い（最大化）、という考え方である。

たとえば、行為Xが一郎に8単位の幸福をもたらし、二郎に3単位の幸福をもたらすのに対して、行為Yは一郎に5単位の幸福をもたらし、二郎に5単位の幸福をもたらすとしよう。行為Xがもたらす幸福の総和は$8+3=11$単位、行為Yがもたらす幸福の総和は$5+5=10$単位となるので、総和主義の考え方によれば、行為Xのほうが行為Yより善い、と判定される[18]。

功利主義の長所として挙げられるのは、以下のものである。

（1）功利主義は、矛盾した結果をもたらさないという整合性、単純性、包括性（適応範囲が広いこと）といった、理論としての長所を備えている。単一の功利原理に基づいてあらゆる問題について判断を下す功利主義は、きわめて整合的であり、しかもその基本構造は単純である。また、功利主義の適用範囲は、行為のみならず、制度、政策、性格、動機などに及びきわめて広い。
（2）功利主義は、どの行為や政策が正しいかという問いに対して、どの行為や政策が幸福の総量を最大化するかを実証的に研究することにより、原理的には答えを出すことできる。
（3）行為の正・不正を判断する際に行為の結果を重視する帰結主義の考え方や、人間の幸福を重視する幸福主義の考え方は、多くの人が共有できるものである。

他方、功利主義に対する批判として挙げられるのは、以下のものである。
（1）功利主義では、権利を守れない。たとえば、無実の人に罪を着せて処刑することによってのみ、数百人の死者が出ると考えられる暴動を防ぐことができるとしよう。功利主義の考え方をとれば、無実の人を処刑することの害悪のほうが暴動で多数の人が死ぬことの害悪よりも小さい場合には、その処刑を行うべきであるということになる。しかし、無実の人に罪を着せて処刑すれば、その人の基本的人権を踏みにじることになる。
（2）行為などの帰結の善し悪しを評価するためには、それらの結果に関する莫大な情報が必要になるが、現実にそのような情報を入手することはしばしば困難である。そのような困難なことを前提とする功利主義は、実行不可能な考え方である。
（3）功利主義の考え方をとれば、火災現場で、自分の母親より、社会全体の幸福に貢献する見込みが高い人物を優先して救助しなければならないことになる。しかし、他人を救助して自分の母親を火災現場に置き去りにすることは、むしろ不道徳な行為である。
（4）ある幸福と別の幸福とを比較するための共通の尺度がないので、

それらを加算することはできない。複数のものを加算できるためには、それらを同一の尺度で比較できなければならない。しかし、私がリンゴを食べる時の幸福と私が読書をする時の幸福とを比較する共通の尺度はない。また、私の幸福とあなたの幸福とを比較する共通の尺度もない。それゆえ、これらの幸福を加算することを前提とする功利主義は、実行不可能な考え方である[19]。

(Ⅳ) 義務論

　義務論とは、ある行為の正・不正は、その行為の結果の如何にかかわらず、その行為が義務に適っているかどうかによって判断される、とする倫理理論である[20]。義務とは、しなければならないことや、してはならないことである[21]。たとえば、「約束は守らなければならない」、「人を殺してはならない」、「嘘をついてはならない」などである。したがって、義務論は、行為の結果の善し悪しによって行為の正・不正を判断する帰結主義をまさに否定するものである。

　義務論は、様々な立場の総称である。そのため、上の定義以外に、それらの立場に共通する特徴を見出すのは困難である。そこで、義務論の代表的な考え方として、カント (Immanuel Kant) によるものを取り上げる[22]。

　カントは、善い意志から話を始めている。一般に善いとされるものには、才能、勇気や根気強さのような気質、権力、富、名誉、健康などがある。しかし、悪人の才能、勇気や根気強さは、かえって悪いものである。権力、富、名誉、健康なども、善い意志を伴わなければ、人を傲慢にする。だから、これらのものは、善い意志を伴っていなければ善いとはいえないという意味で、条件付きで善いものである。これに対して、善い意志だけは無条件に善いものである。

　加えて、善い意志は、善い結果をもたらすから善いとされるのではなく、それ自体で善い、とカントは述べている。つまり、善い意志は、善い結果をもたらさなくても、やはり善いものである。

つぎに、カントは、善い意志を、義務という言葉を用いて次のように説明している。善い意志とは、義務に基づく行為をすることである。義務に基づく行為とは、そうすることが義務だからという理由で行われるものであり、義務以外の理由で行われるが、外見上は義務に適っている行為とは区別される。

では、何が義務であろうか。カントの考えでは、すべての人が採用しても矛盾が生じない普遍的な規則が、義務である。このことを、カントは、「あなたの規則が普遍的な法則になる場合にのみ、その規則に従って行為せよ」という命令の形で言い表している。つまり、普遍的な法則になりうる規則に従って行為せよ、というのである。(この命令は、「～せよ」という無条件の命令という意味で、定言命法と呼ばれる。これに対して、「～したいなら～せよ」という条件付きの命令は「仮言命法」と呼ばれる。)[23]

たとえば、すべての人が嘘の約束をするという規則を採用すれば、誰も他人を信用しなくなるので、約束というものが成り立たなくなる。それゆえ、この規則は義務ではない。他方、約束を守るという規則は、すべての人がそれを採用しても矛盾を生じないので、義務であるといえる[24]。

カントの考えでは、理性によって普遍的な法則を立て、それに従うことには、絶対的な価値(尊厳)があるとされる。それゆえ、そのようなことができる存在(人格)には、他の何かのための相対的な価値(価格)ではなく、それ自体として絶対的な価値(尊厳)が備わっている。これに対して、人格ではない物件は、他の何かのための相対的な価値(価格)しか持たない[25]。

そこから、カントは、新たな定言命法を唱えている。それは、「あなたや他人の人格にある人間性を、単に手段として扱うのではなく、同時に目的と扱うように行為せよ」というものである。つまり、人は、物件ではなく、人格であるから、単なる手段として扱うのではなく、目的としても扱え、というのである。

人を単なる手段として扱うとは、当人が認めない目的のためにその人を利用することである[26]。たとえば、他人を無理やり人体実験の被験者にすることなどがこれに該当する。これに対して、当人と共有できるような

目的のためにその人を利用することは、その人を単なる手段としてではなく、目的としても扱うことにもなる。たとえば、患者は、病気を治すという目的のために医療者を手段として利用するが、医療者がこの目的を共有している場合には、患者は医療者を単なる手段としてではなく、目的として扱ってもいる。

功利主義と比較した時の義務論の長所として挙げられるのは、（1）基本的権利の侵害を断じて許容しないこと、（2）何をすべきか、何をすべきでないかが、一目瞭然であることなどである。

（1）義務論の立場をとれば、無実の人に罪を着せて処刑することは、たとえ暴動を防ぐためであっても、決して許されない。これに対して、功利主義はそれを許容するという批判が差し向けられている（37頁、参照）。

（2）「約束を守らなければならない」、「人を殺してはならない」といった義務は、何を命じているのかが即座にわかる。これに対して、功利主義の立場をとれば、行為などの正・不正を判断するために、行為などの結果を予想して、その善し悪しを評価しなければならないので、何をすべきかを判断するのが時に困難である（37頁、参照）。

他方、義務論の問題点として挙げられるのは、複数の義務が対立する場合に、どちらの義務を優先すべきなのかを決定するのが困難であることなどである[27]。

(V) 徳倫理学

徳倫理学とは、行為そのものや行為の結果よりも、行為者の性格を中心に考察し、行為者の優れた性格を倫理の根本に据える倫理理論である[28]。

徳倫理学の源流は、アリストテレス（Aristotelēs, B.C.384-322）をはじめとする古代ギリシアの思想家たちが提唱した徳に関する見解にある。しかし、近代以降、功利主義や義務論などが倫理学の主流となったため、これらの見解は顧みられなくなっていた。ところが、1950年代終わりから、アン

スコム(Gertrude Elizabeth Margaret Anscombe)、フット(Philippa Foot)、マッキンタイア(Arasdair MacIntyre)などのイギリスの倫理学者たちは、功利主義や義務論を批判して、徳倫理学を提唱するようになった。

その批判とは、以下のものである。功利主義と義務論とは、もっぱら行為の正しさを問題にしており、行為者の性格や動機をあまり重視していない。しかし、倫理にとって重要なのは、正しい行為をすることよりも、むしろ優れた性格を身に付けることのほうである。したがって、功利主義と義務論は、不十分な見解である。

そのうえで、徳倫理学者たちは、功利主義や義務論に代わる次のような考え方を提示している。(1)正しい行為とは、有徳な行為者が当該の状況で行うと考えられるものである。(2)有徳な人とは、徳を発揮する人である。(3)徳とは、豊かな人生(flourishing human life)を送るために必要とされる性格の特性である[29]。

では、具体的には、どのような性格の特性が徳と見なされるのであろうか。古来、様々な性格の特性が徳として挙げられてきた。たとえば、古代ギリシアでは、知恵、勇気、節制、正義が基本的な徳とされ、四元徳と呼ばれた。近代では、個人の自立を支える思慮、勤勉、自制や、商業社会を支える寛容、誠実、公平などの性格の特性が、基本的な徳と見なされた。これらの特性は、現代の徳倫理学でも重視されている。

さらに、現代の徳倫理学者であるスロート(Michael Slote)は、基本的な徳として、内的な強さ、博愛、ケアを挙げている。また、ウィリアムズ(Bernard Arthur Owen Williams)は統合性(自分の人生観に適合する行動をとること)を重視している[30]。

徳倫理学の長所は、近代の倫理学が軽視してきた、行為者の優れた性格の重要性をあらためて指摘したことである。

他方、徳倫理学に対する批判としては、以下のものがある。(1)異なる徳が対立するとき、どの徳を優先すべきかを決定できない。(2)何が徳かは、時代や地域によって異なる。そのような徳に基づいて、誰にでも当てはまる倫理理論を構築することができない[31]。

註と引用参考文献

1 有福　1999、松田・川村・渡辺　2010年、白川　1996年、参照。
2 有福　1999、松田・河村・渡辺　2010年、参照。
3 有福　1999年、松田・川村・渡辺　2010年、柘植　2010年、参照。
4 柘植　2010年、参照。
5 前掲書、参照。
6 ここでいう「生き方」とは、個人の生き方だけでなく、集団の生き方、つまり社会のあり方も意味している。
7 柘植　2010年、参照。
8 前掲書、参照。
9 Audi 2006を若干修正した。
10 柘植　2010年、参照。
11 応用倫理学を規範倫理学の一部とする見解もある。
12 Cf. Audi 2006. 柘植　2010年、参照。
13 Cf. Hope & Savulescu & Hendrick 2008. 田中　2012年、柘植　2010年、伊勢田　2008年、参照。
14 Cf. Hope & Savulescu & Hendrick 2008, Audi 2006. 田中　2012年、柘植　2010、伊勢田　2008年、参照。
15 Cf. Kymlicka 2002.
16 樫　2012年、伊勢田　2008年、水野　2007年、参照。
17 樫　2012年、伊勢田　2008年、水野　2007年、参照。
18 伊勢田　2008年、伊勢田　2006年、参照。
19 水野　2007年、参照。
20 Cf. Louden 2012, Hallgarth 2012. 伊勢田　2008、参照。ロールズによれば、「義務論とは、全体的な最善の結果を促進することに対して道徳的な制約があるので、時に、正しい行為は、その結果が最善なものではない、とする見解である」と定義されている(Cf. Rawls 1999)。
21 柘植　2010年、参照。
22 以下、カントに関する記述は、Kant 1785, Kant 1788に拠る。
23 柘植　2010年、御子柴　2005年、参照。
24 田中　2013年、柘植　2010年、伊勢田　2008年、御子柴　2005、新田　2000年、参照。
25 田中　2012年、柘植　2010年、参照。
26 伊勢田　2008年、参照。
27 Cf. Beauchamp & Childresss 2001. 伊勢田　2008年、参照。
28 倫理学者のスロートは、徳倫理学を次のように定義している。「ある見解が徳倫理学の一種であると考えられるのは、その見解が、『賞賛すべき』、『卓越した』といった徳に関わる観念を根本的なもの(義務に関わる観念は派生的であるか、無しですますことができる)と見なし、かつ、行為の規則や、行為の結果よりも、行為者の性格に関心を集中する場合だけである」(Cf. Slote 2000)。

29 徳とは、称賛に値する性格の特性である、とする論者もいる(Cf. Hope & Savulescu & Hendrick 2008. 樫　2012年、参照)。
30 柘植　2010年、参照。
31 Cf. Rachels 1999. 伊勢田　2008年、参照。

さらに学びたい人のために

加藤尚武『現代倫理学入門』講談社，1997年
　▷本書を読むと、倫理学が医療・看護倫理の基盤となっていることがわかる。

宇都宮芳明・熊野純彦編『倫理学を学ぶ人のために』世界思想社，1994年
　▷倫理学の基本的な問題や現代的な問題を論じている。

伊勢田哲治『動物からの倫理学入門』名古屋大学出版会，2008年
　▷動物の扱い方に関する倫理(動物倫理)から入る倫理学の教科書。

柘植尚則『プレップ倫理学』弘文堂，2010年
　▷高度な内容を、わかり易く解説している。

第4章
ケアの倫理

はじめに

ケアの倫理は、前章で見た徳倫理学やフェミニズムなどと密接に関わる、倫理理論の一つである。しかし、それは、医療・看護にとって、特に重要なものなので、一つの章を割り当てて、若干詳しく述べることにする。

まず、ケアの概念に関わるいくつかの問題を検討する（Ⅰ）。つぎに、ケアの倫理の主要な理論を解説する（Ⅱ）。その後、看護におけるケアに関する代表的な理論を概観する（Ⅲ）。最後に、ケアの倫理に共通する特徴と、その意義とを述べる（Ⅳ）。

（Ⅰ）ケアの概念に関わる問題

ケアの概念に関して、「ケア」という言葉と「ケアリング」という言葉とを区別して用いるべきかという問題、日常の言葉で、「ケア」にはどのような意味があるのかという問題、医療・看護倫理において、「ケア」という言葉はどのような意味で用いられているのかという問題、ケアとキュアという対立の構図は、どのように生じてきたのかという問題を検討する。

ケアとケアリング

「ケア」という言葉と「ケアリング」という言葉とは、区別して用いられることがある。たとえば、看護学者のワトソン（Jean Watoson）は、ケアは行為を指し、ケアリングはその基盤となる態度を指すとしている[1]。

また、日本看護学会「看護にかかわる主要な用語集」では、ケアとケアリ

ングとは同義語であるとしながらも、ケアとは身体的な世話、療養上の世話、生活支援などを指し、ケアリングとは、「(1)ケアの対象者との相互的な関係性、係わり合い、(2)対象者の尊厳を守り大切にする看護職の理想・理念・倫理的態度、(3)気づかいや配慮が、看護職の援助行動に示され、それが対象者にとって何らかの意味(安らかさ、癒し、内省の促し、成長発達、危険の回避、健康状態の改善等)をもつという意味合いを含む。また、ケアされる人とケアする人の双方の人間的成長をもたらすことが強調される用語である」として、両者を区別している。

これに対して、「ケア」は名詞ないし動詞、「ケアリング」はその動名詞という形の違いがあるだけで、両者に意味の違いはない、という批判が差し向けられている[2]。

以上のように、「ケア」という言葉と「ケアリング」という言葉とを区別して用いるべきかどうかについては、議論の余地がある。本書では、差し当たり、両者を区別せずに用いておく。

日常の言葉におけるケア

日常の言葉で、「ケア」にはどのような意味があるのか。まず、「ケア」という言葉には、大きく分けて、「気にかけること、気遣い」という動詞的な意味と、「気にかかる物事」という名詞的な意味とがある[3]。

前者の(動詞的な)意味の「ケア」には、ケアされる対象を守ったり、癒したりする行為という意味と、ケアされる対象を守ったり、癒したりする態度という意味とがある[4]。

医療・看護倫理におけるケア

では、医療・看護倫理において、「ケア」という言葉は、どのような意味で用いられているのであろうか。看護学者のモース(J.M.Morse)らによれば、「ケア」という言葉は、次の5つの意味で用いられている、とされる。すなわち、(1)人間の特徴としてのケア、(2)道徳的義務としてのケア、(3)情動としてのケア、(4)人間関係としてのケア、(5)治療的介入として

のケアである[5]。

（1）ケアは、すぐれて人間的なものであり、人間を特徴付けるものである。

（2）患者をケアすることは、医療者の道徳的な義務である、と見なされてきた。

（3）情動としてのケアとは、医療者が患者をケアするように動機付ける、患者への共感や同情などである。

（4）人間関係としてのケアとは、患者と医療者との信頼関係である。それは、医療者と患者とが、互いに努力して築いていくものである。

（5）治療的介入としてのケアは、個々の医療・看護サービスを提供すること、および、患者を精神的に支援したり、患者の自立を促進したりすることなどから成る。

ケアとキュア

ケアは、キュア(cure)と対立するものとして捉えられることがある。この対立の構図は、どのように生じてきたのであろうか。

ナイチンゲールは、「病人の看護と健康を守る看護」(1893年)という論文のなかで、「病気の看護ではなく、病人の看護であるところに注意してほしい」と述べた[6]。このように、看護においては、病気の治療(キュア)よりも、病人の看護(ケア)のほうが重要である、と彼女は説いている。

20世紀に入り、科学・技術としての医学・医療が飛躍的に進歩した。そのおかげで、医療者は、客観的なデータに基づいて診断を行い、病態生理の理解に基づいて治療を行うことができるようになった。こうして、医療の質は向上した。しかし、医療者は、診断と治療にその時間と労力の大半を使うようになった。そこで、医療者は、診断と治療に専念しており、病人のケアを疎かにしているという批判が、キュアと対比してケアの重要性を説くという形で述べられるようになった[7]。

たとえば、ハーバード大学の医師ピーボディ (Francis Peabody)は、「患者のケア」(1927年)という論文のなかで、患者をケアすることは、医療の本

質であり、医療の目的を達成するために、医師は患者をケアしなければならないとして、以下のように論じている。膨大な科学的資料、病院の没人間的な側面、臓器疾患への注意の偏りが、医療の人間的な側面を危険に曝している。医療の人間的な側面を回復させるために、医師は、患者や家族と、人間的な関係を築かなければならない。そして、没人間的になりがちな疾患の治療(キュア)を、患者に対するケアという人間的なもののなかに、適切に位置付ける必要がある、と[8]。

20世紀後半になると、キュアの効果が期待できないがケアは必要とする、生活習慣病などの慢性疾患の患者や、終末期の患者などが増加した。こうした状況で、キュアに医療の没人間的な側面を、ケアにその人間的な側面を割当て、さらに、キュアを医師に、ケアを看護師に割り当てる対立の構図が、しばしば語られるようになった[9]。

この構図に対する批判としては、(1)患者のケアは、看護師だけでなく、医師も行うというもの、(2)患者のキュアは、医師だけでなく、看護師も行うというものなどがある[10]。

(II)ケアの倫理の理論

ケアの倫理のさきがけとなったのは、メイヤロフ(Milton Mayeroff)の著書『ケアについて』(1973年)である。しかし、ケアの倫理という言葉を初めて用い、それを正義の倫理と対比させ、ケアの倫理をめぐる現代の議論の発端となったのは、発達心理学者ギリガン(Carol Gilligan)の著書『もう一つの声』(1982年)であった[11]。その後、教育学者のノディングス(Nel Noddings)は、『ケアリング——倫理と道徳の教育 女性の観点から』を著して、ケアの倫理を展開した[12]。以下、メイヤロフ、ギリガン、ノディングスの考え方の骨子を述べる。

メイヤロフ

メイヤロフによれば、「一人の人格をケアすることは、最も深い意味にお

いて、その人の成長および自己を実現することを援助することである」とされる[13]。ケアすることは、それだけで切り離された感情でも、一時の関係でもなく、「一つのプロセスであり、展開を内にはらみつつ人に関わる仕方である」[14]。したがって、ケアすることは、友情のように深まったり、変容したりするプロセスである。

ケアすることの例としてメイヤロフが挙げているのは、子どもに対する両親によるケア、学生に対する教師によるケア、妻に対する夫によるケア、クライエントに対するカウンセラーによるケアなどであるが、これらの間には次のような共通のパターンがある、と彼は述べている[15]。

第一に、ケアする人は、ケアされる人やものごとを自分自身の延長として経験するのと同時に、独立したものとして経験する。たとえば、親は、子どもを自分自身の延長のように感じ取ると同時に、単に自分のニーズを満たすための存在ではなく、自分とは別の存在であり、それ自身として尊重すべき存在であると感じ取っている。

第二に、ケアする人は、ケアされる他者の発展が自分の幸福と結び付いていると感じ、またそう考える。

第三に、「自分自身が他者の成長のために必要とされていると感じ取る。私は他者の成長が持つ方向に導かれて、肯定的に、そして他者の必要に応じて献身的に(with devotion)応答する」。ケアする人は、相手に自分が必要とされていると感じ、成長したいという相手の要求に応えることで、相手の成長を助けるのである[16]。

この献身(devotion)は、ケアするために、無くてはならないものである。献身とは、その人のために私がそこにいる、ということによって示されるような態度である。長期的に見れば、献身は、不利な状況でも退かないことや、困難を進んで克服することに見られる首尾一貫性によって示される[17]。

メイヤロフは、ケアすることの主要な構成要素(ケアするために必要なもの)として、(1)知識、(2)リズムを変えること、(3)忍耐、(4)正直、(5)信頼、(6)謙虚、(7)希望、(8)勇気を挙げている[18]。

（1）まず、ケアするためには、相手の要求や能力、自分の能力などに関する知識が必要である。（2）また、自分の行為の結果に絶えず注意を払い、行為を続けたり、止めたり、別の仕方に変えてみたりしなければならない。これが、ケアすることにおける「リズムを変えること」である。（3）つぎに、忍耐とは、ただ何かが起こることをじっと待つことではなく、我々が自分自身を相手に全面的に委ねるという関わり方である。それは、相手の話を辛抱強く聴いたり、側にいることで、相手が考えをまとめたり、何かを感じたりする余裕を与えることである。（4）正直とは、嘘をつかないことではなく、自分自身と向かい合い、心を開くことである。さらに、あるがままの相手と自分を見つめ、相手に対して心を開くことである。（5）信頼とは、ケアする相手が自らに適した時に、適した方法で成長することに対する信頼であり、相手が過ちを犯しても、その過ちから学ぶことができると信じることである。（6）謙虚とは、①相手の成長に対応していくために、相手について継続的に学ぶこと、②自分によるケアが他人によるケアより重要であるとは限らないということを自覚すること、③自分の能力に対する傲慢さの克服や、自分を粉飾することの克服などである。（7）希望とは、自らのケアを通して相手が成長していくことに対する期待である。それは、現在を将来のための単なる手段として将来に従属させてしまうわけではなく、可能性に満ちた現在の豊かさの表現なのである。（8）勇気とは、相手をケアする過程で、未知の世界に踏み込んでいくことができる心の状態である。

　ケアすることの意義は、人生に秩序と意味を与えることである。ケアすることを中心として、人生における様々な価値や活動が秩序付けられる。こうして、ケアすることは、人生全体に意味を与えるのである[19]。

ギリガン

　心理学者のコールバーグ（Lawrence Kohlberg）は、「ハインツのジレンマ」と呼ばれる架空の道徳的なジレンマ（板ばさみの状態）について子どもたちが行った答え方の違いを分類することによって、道徳的発達の段階を調べよ

うとした[20]。

　そのジレンマとは、「病気の妻の命を救うための薬は高価なので、ハインツはそれを買うことができない。他方、薬局の店主は薬の値段を下げるつもりがない。この場合、ハインツは薬を盗むべきか」というものである。

　コールバーグは、この問題に対する子どもたちの答えの理由付けを6つの種類に分け、それに対応して人間の道徳的発達には以下の6つの段階がある、と主張した。その段階とは、（1）処罰されるのを恐れて強者に服従する段階、（2）自分の利益になる場合だけルールを守る段階、（3）相手に同調する段階、（4）すでに存在している法や社会的秩序を維持しようとする段階、（5）単に慣習に従うのではなく、何が正しいかを自分で判断する段階、（6）同じ状況にいるすべての理性的な人が従うような、普遍的な規則に基づいて決定を行う段階である。

　最高の段階に到達した人なら、「ハインツのジレンマ」を、妻の命を救う義務と他人のものを盗まない義務との対立と捉えて、前者のほうが重要であると判断することになる。このように、コールバーグの考え方によれば、最も成熟した段階の道徳は、義務や権利を中心とした正義に基づくものである。

　これに対して、ギリガンは、先に見た「ハインツのジレンマ」について、コールバーグとは異なる次のような解釈を提示している[21]。

　少年ジェイクは、薬屋の財産より妻の命のほうが重要であるから、ハインツは薬を盗むべきだ、と答える。他方、少女エイミーは、ハインツは薬を盗んではいけないし、妻を死なせてもいけない、と答える。「誰かが、誰かを助けることのできる何かを持っているなら、それをその人たちに与えなければならない」のだから、ハインツに対する薬屋の対応は間違っている。そこで、薬屋を説得できなければ、別の人に訴えることによって問題を解決できるはずだ、とエイミーは考える。

　ジェイクは、権利を中心とした正義に基づいて考えている。これは男性がとりがちな考え方である。他方、エイミーは、責任と人間関係に基づいて考えている。これは、女性がとりがちな考え方である。

ギリガンは、男性がとりがちな考え方を「正義の倫理」(あるいは「権利の道徳」)と呼び、女性がとりがちな考え方を「ケアの倫理」(あるいは「責任の倫理」)と呼ぶ。そして、コールバーグは、正義の倫理だけを念頭に置いて、ケアの倫理を捉え損なっている、とギリガンはいうのである。

ノディングス

ノディングスは、正義の倫理(原理や規則に基づく倫理)を批判して、ケアの倫理を擁護している[22]。

ノディングスは、自分の考え方を述べる時に、ケアという言葉ではなく、ケアリングという言葉を用いることが多い。そこで、彼女の考え方を説明する時には、ケアリングという言葉を用いることにする。

ノディングスのいうケアリングとは、相手の福利、保護、向上のために、相手を受容し、相手に応え、相手と関わり合うことである[23]。ケアリングの本質的な要素は、ケアする人とケアされる人との関係にある[24]。

この関係は、ケアする人には、相手と感情を共有する専心没頭 (engrossment)[25] と、自らを動機付ける活力を相手が利用できるようにする動機付けの転換・転移 (motivational shift, motivational displacement)[26] を要求し、ケアされる人には応答と相互性を要求する[27]。

ケアする人の出発点は、相手を正確に分析して理解することや、相手の抱えている問題の定式化や解決を共有することではなく、相手と感情を共有する専心没頭である[28]。そのためには、査定したり、評価したりせずに、あるがままの相手を可能な限り受け入れて、自分が変容されるのを許しておく情愛的受容的様態 (affective-receptive mode) をとらなくてはならない[29]。

ケアにおいては、動機付けの転換も起こる。動機付けの転換とは、ケアする人を動機付ける活力が相手に流れ込み、相手もその活力を利用できるようになることである[30]。たとえば、親が子どものために生きる時、こうした動機の転換が生じているとされる[31]。

他方、ケアされる人が、ケアする人に応え、ケアを喜んで受け入れ、ケ

アのおかげで成長することは、ケアの挫折がケアする人にもたらす不安や苦悩を取り除いて、ケアする人が自らのケアに自信を持つようにさせる。こうして、ケアされる人も、ケアという関係を維持するために貢献できるのである[32]。

ケアする人とケアされる人が助け合う上述の関係を、ノディングスは相互性(reciprocity)と呼ぶ。

さらに、ノディングスは、自然的なケアリングと倫理的なケアリングとを区別している[33]。自然的なケアリングとは、自分がケアしたいという気持ちと、ケアすべきだという気持ちとが一体となって生じるものである。たとえば、自分の子に対する母によるケアは、たいていは、自然的なケアリングである。他方、倫理的なケアリングとは、自然的なケアリングが生じない時に、それでもしなければならないと感じられるケアリングである。たとえば、医療者が疲れていて、患者をケアしたくないにもかかわらず、行わなければならないケアリングなどである。倫理的ケアリングを行わなければならない理由は、人間の本質であるケアリングを可能な限り維持し、促進することが、倫理的な理想だからである。

(Ⅲ) 看護におけるケアの倫理

ケアは、看護に特有のものではない。子に対する親のケアや、生徒に対する教師のケアなどもある。しかし、ケアは、看護を特徴付ける言葉として用いられてきた[34]。

たとえば、ナイチンゲールは、すでに19世紀の終わりに、看護におけるケアの重要性を指摘している。また、1989年に、看護におけるケアに関する国際学会である国際ヒューマンケアリング協会を設立した看護学者のレイニンガー (Madeleine M. Leininger) は、「ケアこそが看護の本質であり、中心的・優先的・統一的な焦点である」と主張している[35]。

とくに、1980年代以降、看護におけるケアの重要性が確立され、それに関する研究が、世界中で行われるようになった。これらの研究のうち、

ワトソン(Jean Watson)によるものと、ベナー（Patricia Benner）によるものとを取り上げる。

ワトソン

ケアすることは、看護の本質、中心的な課題、道徳的な理想である、とワトソンは述べている[36]。

ワトソンのいうケアとは、看護師と患者の間の、科学的・専門的・倫理的であると同時に審美的・創造的・個人的でもあるような、やり取り、行動と応答のことである[37]。両者のやり取りは、言葉、表情、動作、身体的な接触などを通じて行われる。こうしたやり取りを重ねることで、看護師と患者とは、互いの経験のなかに入り込めるようになる。いわば、患者の主観的な世界と、看護師の主観的な世界とが触れ合うのである。

上のようなケアが行われるために必要な要因として、ワトソンが挙げているのは、（1）利他心を持つこと、（2）未来を信じて希望を持つこと、（3）自分と他人に対する感受性を育むこと、（4）看護師は患者を支援し、患者は看護師を信頼すること、（5）患者が、肯定的な感情だけでなく、否定的な感情も表出できること、（6）看護師が、創造的な問題解決の方法を用いること、（7）看護師と患者とが互いに教え合い、学び合うこと、（8）患者を保護し、支援する心理的、身体的、社会的、スピリチュアルな環境、患者が自分の考えを修正できるような環境を整えること、（9）患者の、人間としてのニーズを満たす援助を行うこと、（10）看護師が、患者と親密な関係を築くことなどである。

ベナー

ベナーは、20世紀ドイツの哲学者であるハイデガー（Martin Heidegger）の思想を援用して、看護におけるケアについて論じている[38]。

ベナーによれば、ケアすることとは、何かを大切にすること、何かと結び付いていること、何かとの関係に巻き込まれていることである。そして、ケアすることは、人間に本質的なあり方である世界内存在というあり方に

とって最も基本的な関係である、とベナーは述べている。世界内存在とは、自らの関心と技能と実践を通じて、状況に巻き込まれているという人間のあり方である[39]。

そして、ベナーは、卓越した看護の事例を記述することによって、看護におけるケアに関わる6つの力能(power)を明らかにした。その力能とは、(1)変容させる力能、(2)統合的なケアリングの力能、(3)アドボカシーの力能、(4)癒す力能、(5)関与・促進の力能、(6)問題を解決する力能である[40]。

(1)変容させる力能とは、自分が無力であり、孤独であるといった、自分や世界を否定する患者の考え方を、それらを肯定するものに変化させる力能である。

(2)統合的なケアリングとは、病気や障害があっても、意味のある活動を続けていく能力を最大限に発揮できるように、患者などを援助する力能である。たとえば、脳卒中の後、自室に引きこもりがちとなった女性が、再び家族と関われるように手助けすることなどである。

(3)ベナーの考え方によれば、アドボカシーとは、患者にとって障害となっているものを取り除いたり、患者の側にいて、患者が一人ではできないことをできるように援助したりすることである。たとえば、患者が医師の考えを理解できない時に、看護師が医師の考えを患者にわかりやすく伝えることや、患者が自らの意向を医師に伝えられない時に、看護師が患者の代わりにその意向を医師に伝えることなどである。

(4)癒す力能とは、看護師が、患者を癒す人間関係を、患者との間に築いて、患者を癒す状況をつくり出す力能である[41]。患者を癒す関係は、患者に、希望、自信、信頼を与えることによって、患者を力付け、その回復を促進する。

(5)関与・肯定の力能とは、看護師が、切迫した状況で、医療資源やサービスなどを利用することを可能にする、患者などに対する深い関与、関わり合いの力能である。看護師は、患者の苦しみから距離をとり回避するのではなく、むしろそれに深く関与することによって、初めて患者を援

助できる場合がある。こうした場合の例としてベナーが挙げているのは、死にゆく患者と家族との傍らにいて慰めを与え、看取りを支える看護師のケースである。

（6）困難な問題を解決するためには、推論する能力だけでなく、解決の糸口をつかむ感受性のような気付く能力が必要である。たとえば、熟練した看護師は、心電図や血圧の変化などが明らかになる前に、患者の顔色などから、病状の変化を察知することができる。

(Ⅳ) ケアの倫理の特徴と意義

ケアの倫理の特徴

本章(Ⅱ)、(Ⅲ)で見た、ケアの倫理の様々な理論には、以下のような共通の特徴がある[42]。

（1）ケアの倫理は、個々の行為を指示するルールを提示するものではなく、どのような人になるべきか、という理想的な性格を提示するものである。

（2）ケアの倫理は、誰にでも当てはまる原則を否認して、個別的な事情を重視する。

（3）ケアの倫理は、個人を孤立したものと捉えるアトミズムを批判して、人間関係を重視する。

（4）ケアの倫理は、理性よりも感情を重視する。

（5）ケアは、数量的に測定したり、検証したりすることはできない[43]。

ケアの倫理の意義

上の特徴を備えたケアの倫理の意義としては、倫理学におけるものと、医療・看護におけるものとがある。

まず、倫理学におけるケアの倫理の意義は、近代の倫理学において軽視されがちであった理想的な性格、個別的な事情、人間関係、感情などの重

要性を説いたことである[44]。

つぎに、医療、看護におけるケアの倫理の意義は、それが医療・看護の実践を改善するために役立つことである[45]。具体的にいえば、患者を思いやりながら世話すること、患者の立場に立って患者の話に耳を傾けること、疾患を治すだけでなく一人の人間としての患者を癒すこと、患者を代弁しその権利を擁護すること、患者の家族に配慮することなどを促進する。

註と引用参考文献

1　Cf. Watson 1985.
2　浜渦　2012年、参照。
3　前掲書、参照。
4　Cf. Paley 2006.
5　Cf. Morse & Bottoroff & Neander & Solberg 1991, Paley 2006. 佐藤・清水 2010年、参照。
6　Cf. Nightingale 1954. 浜渦　2012年、参照。
7　Cf. Reich 2004. 浜渦　2012年、参照。
8　Cf. Peabody 1927.
9　Cf. Reich 2004. 浜渦　2012年、参照。
10　浜渦　2012年、細見　2012年、参照。
11　ケアの倫理と正義の倫理との関係については、田中　2012年、吉田　2012年、川本　2008年、品川　2007年、川本　1995年、参照。
12　浜渦　2012年、田中　2012年、参照。
13　Cf. Mayeroff 1971, p1(訳書　13頁). 以下、メイヤロフに関する記述は、Mayeroff 1971に拠る。浜渦　2012年、田中　2012年、盛永　2012年a、品川　2007年、中野　2006年、森村修　2000年、参照。
14　Cf. Mayeroff 1971, p.1-2(訳書　14頁).
15　*Ibid*.
16　*Ibid*., pp.11-2(訳書　26頁).
17　*Ibid*., p.11(訳書　25頁).
18　*Ibid*., pp.19-35(訳書　34－65頁).
19　さらに、メイヤロフは、人はケアすることを通じて世界のなかに自分の場所を得て、人生の意味を生きる、と述べている(Cf. *Ibid*., pp.2-3(訳書　15－6頁))。つまり、ケアすることが、人生における様々な価値や活動を秩序付けるというのである(竹山　1998年、参照)。
20　以下、コールバーグに関する記述はKohrberg 1971などに、ギリガンに関する記述はGilligan1982などに拠る。浜渦　2012年、盛永　2012年a、川本　2008年、

伊勢田　2008年、品川　2007年、堂囿　2005年、川本　1995年、参照。
21　Gilligan 1982, pp.26-32(訳書　41－53頁)。
22　以下、ノディングスに関する記述は、Noddings 1984などに拠る。盛永　2012年、田中　2012年、伊勢田　2008年、品川　2007年、竹山　1998年、参照。
23　Noddings 1984, p.19(訳書　31頁)。
24　Ibid., p.9(訳書　14頁)。
25　Ibid.,p.30(訳書　46頁)。
26　Ibid.,p.33(訳書　51頁)。
27　Ibid., p.150(訳書　232－3頁)。
28　Ibid., p.30-1(訳書　46－8頁)。
29　Ibid., p.34(訳書　53頁)。
30　Ibid.,p.33(訳書　51頁)。
31　Ibid.,p.14(訳書　22頁)。
32　Ibid.,p.74(訳書　117頁)。
33　Ibid.,p.79-81(訳書　124－7頁)。
34　日本看護協会「看護にかかわる主要な用語の解説」(2007年)によれば、「看護ケアとは、主として看護職の行為を本質的に捉えようとするときに用いられる、看護の専門的サービスのエッセンスあるいは看護業務や看護実践の中核部分を表すものをいう」とされる。
35　Cf. Leininger 1981, Reich 2004. 浜渦　2012年、操　1996年、参照。
36　以下、ワトソンに関する記述は、Watson 1985に拠る。茂野　2012年、参照。
37　ワトソンは、トランスパーソナルなケアという言葉を用いている。「トランスパーソナルとは、看護師の人格が他人の人格に影響を及ぼし、そして、看護師の人格が他人の人格から影響を及ぼされる、人から人への間主観的な関係を指す」とワトソンは定義している(Watson 1985)。つまり、トランスパーソナルなケアとは、ケアする人とケアされる人とが、心を開いて、心の奥底で共鳴する状態のことである(森下・品川　2002年、参照)。
38　以下、ベナーに関する記述は、Benner 2001, Benner & Wrubel 1989に拠る。茂野　2012年、品川　2007年、参照。
39　Cf. Benner & Wrubel 1989.
40　Cf. Benner 2001.
41　これは、(1)患者や看護師が、病状などについて希望を持つこと、(2)病状などについて、患者が受け入れることができ、明確に理解できる解釈を見出すこと、(3)患者が社会的・情緒的・スピリチュアルな支持を得られるように支援することなどによって行われる。
42　Cf. Paley 2006. 田中　2012年、品川　2007年、参照。
43　ただし、近年では、ケアを検証し、評価する研究が行われている。
44　Cf. Beauchamp & Childress 2001.
45　Ibid.

さらに学びたい人のために

品川哲彦『正義と境を接するもの——責任という原理とケアの倫理』ナカニシヤ出版，2007年
　▷ケアの倫理と責任原理とに対する批判に応えて，それらの意義を明らかにしている。

川本隆史『ケアの社会倫理学——医療・看護・介護・教育をつなぐ』有斐閣，2005年
　▷医療，看護，介護などを，ケアという視点から統一的に論じている。

Helga Kuhse, *Careing: Nursing, Women and Ethics*, Blackwell Publishing, 1997（竹内徹・村上弥生監訳『ケアリング——看護婦・女性・倫理』メディカ出版，2000年）
　▷ケアの倫理の重要文献。素質としてのケア（他者を受け入れようとする意欲と個別性に対する傾注）と倫理原則との両方が必要であると論じている。

広井良典編『ケアとは何だろうか——領域の壁を越えて』ミネルヴァ書房，2013年
　▷医療，看護など様々な領域におけるケアの実践を取り上げ，ケアとは何かを考察している。『講座ケア』全4巻の第一巻。

第5章
患者・医療者関係

はじめに

　本章では、患者・医療者関係を取り上げる。まず、従来の患者・医療者関係を特徴付けていたパターナリズムについて説明する（Ⅰ）。つぎに、パターナリズムに代わる患者・医療者関係のモデルを概観し、望ましい患者・医療者関係のあり方を考える（Ⅱ）。そして、望ましい患者・医療者関係を築くために、患者の権利が確立されてきた流れを追う（Ⅲ）。その後、患者の権利を擁護するアドボカシー（adovocacy）と、それを支えるチーム医療について述べる（Ⅳ）。

(Ⅰ) パターナリズム

　第1章で見たように、従来の患者・医療者関係は、パターナリズムに基づくものであった。パターナリズムとは、ある人の利益のために、当人の意思に反した介入を行うことである[1]。

　パターナリズムは、介入を受ける人の行為が十分に自律的であるのかどうかによって、強いパターナリズムと弱いパターナリズムに分けられる。自律的な行為とは、判断能力を備えた人が、他人から強制されずに、十分な情報に基づいて行う行為を指す。

　強いパターナリズムとは、患者の利益を考えて当人の自律的な意思を抑えることである。たとえば、判断能力を備えた患者が、治療しなければ死ぬことになると知ったうえでその治療を拒否している場合に、医療者がその治療を行うことは、強いパターナリズムに該当する。

他方、弱いパターナリズムとは、当人が自律的に行為していない場合、または、当人が自律的に行為しているのかどうかを確認するために、当人の利益を考えて介入することである。たとえば、認知症などで判断能力を失った患者が治療を拒否している場合に、医療者がその治療を行うことは、この弱いパターナリズムに該当する。弱いパターナリズムは、医療・看護倫理において広く受け入れられている。というのは、自律的でない行為に介入しても当人の自律を侵害することにはならないからである。弱いパターナリズムは、そもそもパターナリズムではないという指摘もある。

強いパターナリズムについては、それを決して許容できないという立場が有力である[2]。この立場を支持する理由として挙げられるのは、（1）強いパターナリズムが介入を受ける人の自律侵害に該当すること、および、（2）何が当人の最善の利益になるのかは当人が最もよく知っているので、その意思に反した介入は当人の利益を促進しないことである。

たとえば、判断能力を備えた末期がんの患者が、自宅で最期を迎えたいと考えて、入院を必要とする積極的ながん治療を受けたくないと望んでいるにもかかわらず、医療者がその治療を行うとすれば、患者の自律を侵害することになるだけでなく、自宅で最期を迎えるという患者の最善の利益を損なうことにもなる。

(Ⅱ) 患者・医療者関係のモデル

前節で見たように、現代では、強いパターナリズムは認められない、という考え方が有力である。では、強いパターナリズムに代わる、望ましい患者・医療者関係とは、どのようなものであろうか。この問題を検討するなかで、患者・医療者関係のいくつかのモデルが提案されてきた。代表的なものとして、E・エマニュエル（E.J.Emanuel）とL・エマニュエル（L.L.Emanuel）による患者・医師関係のモデルを取り上げる。

E・エマニュエルとL・エマニュエルは、患者と医師との4種類の典型的な関係を表すモデルを提案した。そのモデルとは、（1）パターナリズム

モデル、(2)情報提供モデル、(3)解釈モデル、(4)審議モデルである[3]。

(1)パターナリズムモデルは、医療者が患者の利益のために、その意思に反した介入を行う強いパターナリズムを容認するものであり、従来の医療者と患者との関係を表すものである。

(2)情報提供モデルでは、医療者の役割は、患者が治療上の決定を行うために必要な情報を提供すること、および、患者が行った決定に従って、治療を行うことである。

(3)解釈モデルでは、医療者は、患者が自分の価値観を明確にしたり、その価値観に基づいて治療上の決定を行ったりするのを助ける。

患者は、自分が重視している価値を自覚していないかもしれない。あるいは、どのような治療が、自分が重視している価値に最も適合しているのかがわからないかもしれない。そこで、医療者は、患者と話し合って、患者が自分の価値観を明確に理解するのを助ける。さらに、治療上の選択肢がどのような意味を持つのかを説明することによって、患者が自分の価値観に最も適合する治療を選択できるようにする。

たとえば、乳がんを患った女性が、全乳房切除術を受けた場合の5年生存率は90％であり、乳房温存術を受けた場合の5年生存率は75％だとする。医療者は、この女性が、5年生存率を可能な限り高くすることを重視しているのか、それとも、たとえ5年生存率を下げても乳房を温存したいと望んでいるのかを明確にするのを助ける。そして、前者の場合には全乳房切除術を、後者の場合には乳房温存術を推奨する。

(4)審議モデルでは、医療者は、患者の価値観が誤っている、と考える時には、患者が自らの価値観を変更するように説得する立場に置かれている。

たとえば、上のケースに比べて乳がんが進行しているため、全乳房切除術を受けた場合の5年生存率が90％であり、乳房温存術を受けた場合の5年生存率が30％であると予想されるとしよう。このような場合に乳房温存術を選択する女性は、長期生存の価値を過小評価している、と考える医師は、患者が全乳房切除術を選択するように説得すべきである。

解釈モデルと審議モデルの違いは、解釈モデルの医療者は、患者の価値観をそのまま受け入れて、その価値観に基づいて治療を行うのに対して、審議モデルの医療者は、患者の価値観が誤っていると考える時には、患者がそれを修正するように説得するという点である。

本章(I)で見たように、パターナリズムモデルは、患者の自律を侵害するものであるため、現代では支持されなくなっている。また、情報提供モデルを採用すると、患者が自分の価値観に反する治療上の決定を誤って行っても、医療者は助言を与えない、という奇妙な結果になる。そこで、解釈モデルや審議モデルが推奨されている。

(Ⅲ)患者の権利

E・エマニュエルとL・エマニュエルが提示した審議モデルや解釈モデルは、患者と医療者との望ましい関係であろう。こうした関係を築くためには、医療者によるパターナリズムを防ぐために、自己決定権をはじめとする患者の権利を確立する必要がある。

実際に、1960年代以降、アメリカを中心に、患者の権利が主張されるようになった。以下、患者の権利が確立されていく流れを、世界保健機関(WHO)憲章、患者の権利章典、リスボン宣言などを取り上げながら見ていく[4]。

WHO憲章

WHO憲章は、1946年に国際連合経済社会理事会の決定に基づいて召集された国際保健会議において採択され、1948年に、憲章が定めた26ヶ国の批准を得て発効した。前文では、「健康とは、単に疾病がないとか虚弱でないというばかりでなく、肉体的、精神的、社会的に完全に良好な状態のことである」という健康の定義に続いて、「到達しうる最高水準の健康を享受することは、人種、宗教、政治的信念、経済的もしくは社会的条件の相違にかかわらず万人が有する基本的権利である……」と謳ってい

る。健康が万人の基本的権利であると唱えたWHO憲章は、患者の権利を擁護する運動を先取りするものといえる。

患者の権利章典

患者の権利を擁護する運動は、人種差別撤廃のための公民権運動、女性解放運動、消費者運動などとともに、1960年代からアメリカを中心に盛んになった。この頃から医療過誤訴訟の件数が増えた。代表的なものとして挙げられるのは、大動脈への造影剤の注入によって下半身が麻痺してしまったサルゴ対スタンフォード大学評議会事件(1957年)、乳がんへの放射線治療でやけどを負ったネイタンソン対クライン事件(1960年)、背部痛の治療のために麻痺を引き起こしたカンタベリー対スペンス事件(1972年)などである。いずれも患者への十分な説明を行わず、同意を得ないことから生じたものである。これらの訴訟を通じて、患者の権利が明確なものになっていった[5]。

上述の流れを受けて、アメリカ病院協会は1973年に「患者の権利章典」を公表した。これは、権利章典と呼ばれるアメリカ合衆国憲法の人権を規定した条項を意識したものであるとされる。尊敬をもって処遇される権利、診断や予後に関するすべての情報を提供される権利、治療を拒否する権利、治験参加を拒否する権利、プライバシーと秘密が保持される権利、医療提供の要求に合理的な対応を受ける権利などを含む。「患者の権利章典」の意義として挙げられるのは、患者の権利を包括的に列挙したこと、従来のパターナリズム的な医療に代わる患者中心の医療を提案したことなどである。1970年代以降、患者の権利は、「患者の自己決定権法」(1990年)などの合衆国連邦法や多くの州法に取り入れられた。

リスボン宣言

世界医師会は、1981年にリスボンで開催した第34回世界医師会総会で「患者の権利についての世界医師会のリスボン宣言」を採択した。この宣言は、1995年にバリ島で開催された第47回総会での修正、2005年にサ

ンティアゴで開催された第171回世界医師会理事会での編集上の修正を経て現在に至っている。

その序文では「医師は、自らの良心に従い、また常に患者の最善の利益のために行動すべきであると同時に、それと同等の努力を患者の自律と正義を保証するために払わなければならない」と謳っている。続く「原則」では、良質の医療を受ける権利、選択の自由の権利、自己決定の権利、情報を得る権利、守秘義務[6]に対する権利、健康教育を受ける権利、尊厳に対する権利、宗教的支援に対する権利などを列挙している。リスボン宣言の意義として挙げられるのは、世界レベルで患者の権利を包括的に明確にしたこと、従来の医の倫理が重視した患者の利益だけでなく患者の自律と正義も保証したこと、終末期医療や苦痛緩和、健康教育などを患者の権利に含めたことなどである[7]。

「患者の権利章典」から「治療におけるパートナーシップ」へ

1980年代後半以降アメリカでは、治療内容の決定権が医療者から、医療費を抑制しようとする医療保険会社・組織(マネージドケア組織)に移ったため、患者が自らの権利、とりわけ医療を受ける権利を主張すべき相手が、医療者ではなく医療保険会社・組織に替わった[8]。そこで、医療者は患者とともに、あるいは患者に代わって患者の権利を擁護するようになった。こうした状況の変化に加えて、患者の権利がアメリカの法の一部になったこと、医療の複雑化に応じて患者と医療者の信頼関係が一層重要になったこと、患者の安全を確保するために患者が治療に参加する必要性が増したこと、医療者が患者にパターナリズム的な対応をとらなくなってきたことなどに鑑みて、2003年にアメリカ病院協会は、患者の権利に関する公文書を「患者の権利章典」から「治療におけるパートナーシップ」に置き換えた。具体的には、患者の権利を列挙する記述がなくなり、医療者と患者との協力の必要性が強調されるようになった[9]。

日本の事情

　日本では、医療を受ける権利に関しては、1958年に「国民健康保険法」が制定され、1961年に国民健康保険事業が始まり、国民皆保険が実現した。他方、患者の自己決定権の確立は他の先進国に比べて遅れていたが、日本医師会は第Ⅳ次生命倫理懇談会「『医師に求められる社会的責任』についての報告」(1996年)において、インフォームド・コンセントを会員に向けて推奨するに至った。また、1997年の医療法改正で、医療者は、「医療を提供するにあたり適切な説明を行い、医療を受ける者の理解を得るように努める」と明記された。さらに、2005年に施行された「個人情報の保護に関する法律」によって、患者は医療機関から診療情報を入手する権利を得た。しかし、患者の個々の権利を包括する体系的な法律は、まだ実現していない。

(Ⅳ)アドボカシー

アドボカシーとは

　前節で見たように、患者の権利はしだいに確立されてきている。しかし、患者は、病気や障害などを抱え、時に判断能力が低下しており、医学の知識を十分に持たず、病院という不慣れな環境に置かれている。そのため、患者は、自分の権利をしばしば行使できない[10]。

　そこで、患者の権利を擁護し、その利益を代弁するアドボカシー(advocacy)が必要となる。アドボカシーという言葉は、弁護、支持、擁護などを意味する英語である。権利擁護、代弁、提唱などと翻訳されるが、アドボカシーと表記されることが多い。アドボカシーを行う人は、アドボケイトと呼ばれる[11]。

　医療・看護におけるアドボカシーとは、患者の重要な訴えを支援することである、と看護学者のフライ(Sara T. Fry)とジョンストン(Megan-Jane

Johnstone) は定義している[12]。つまり、患者の権利を擁護し、その利益を代弁する、という意味である。

アドボケイトとしての看護師

アドボカシーは、あらゆる医療者が行うべきものである。しかし、看護師は、患者に接する機会が多いので、患者の価値観、生活様式、ニーズなどを把握しやすい立場にいる。それゆえ、看護師は、医療者のなかで、アドボケイトとして最も適任である、といえる。

そこで、看護師の倫理綱領や看護倫理の文献では、アドボカシーを看護師の重要な任務の一つとして認めている。

たとえば、国際看護師協会「ICN看護師の倫理綱領」(2012年)は、「看護師は、個人、家族および地域社会の健康が協働者あるいは他の人によって危険にさらされているときには、それらの人々や地域社会を安全に保護するために適切な措置をとる」としている。この条文は、アドボケイトとしての看護師の責任をまさに述べている。

また、アメリカ看護師協会「看護師の倫理綱領」(2001年)は、「クライエントのアドボケイトとしての看護師は、ヘルスケアチームあるいはヘルスケアシステムの成員による不適切、非倫理的、または不法な行為に対し、またはクライエントの権利あるいは利益を害する他人の行動に対して、注意を怠らず、適切な行動をとらなければならない」としている。

日本看護協会「看護者の倫理綱領」でも、「看護者は、人々の知る権利及び自己決定の権利を尊重し、その権利を擁護する」、「看護者は、対象となる人々への看護が阻害されているときや危険にさらされているときは、人々を保護し安全を確保する」とされている。これらの条文は、看護師の任務として、アドボカシーを明記している[13]。

看護におけるアドボカシーの三つの解釈

看護師は、アドボケイトとして何をするのか。この点に関する主要な解釈として挙げられるのは、(1)患者の権利擁護モデル、(2)価値に基づく決

定モデル、(3)人格の尊重モデルである[14]。

(1)患者の権利擁護モデルでは、看護師は、保健・医療における、患者の権利の擁護者と見なされる。具体的には、看護師は、患者に自分の権利を知らせ、患者が自分の権利を理解していることを確認し、患者の権利侵害があればそれを公表し、患者の権利が侵害されるのを防ぐ。この解釈は、アドボカシーの定義をまさに述べたものである。

(2)価値に基づく決定モデルでは、看護師は、患者が自分の価値観や生活様式に適合した治療上の決定を行うために、治療上の選択肢の利益と害悪とを比較検討するのを助けるべきである、とされる[15]。

(3)人格の尊重モデルは、患者を尊重に値する同胞として扱うものである。具体的には、看護師は、患者の人間としての価値、人間としての尊厳、プライバシー、選択などを守るべきである、とされる。

(1)は患者の権利に、(2)は患者の価値観に関心を集中しているのに対して、(3)は、患者の権利や価値観だけでなく、患者の人格を全体として尊重するものである。

また、患者が治療上の決定を行うのを助ける(2)は、判断能力のある患者だけに適用できるのに対して、(1)と(3)は、十分な判断能力を備えていない患者にも適用できる。

看護におけるアドボカシーの問題点

看護におけるアドボカシーの問題点の指摘としては、以下のものがある[16]。

(1)看護師がアドボカシーを行うと、勤務している医療施設、上司、医師などと対立して、不利な扱いを受ける危険がある。

(2)看護師がアドボカシーを行うと、患者に深く関わりすぎて、強いパターナリズムに行き着く恐れがある。

以上のような問題点は指摘されているものの、アドボカシーは、看護師の重要な任務の一つとして、認められてきている。

(V) チーム医療

チーム医療とは

　患者の権利は、看護師など特定のアドボケイトだけが擁護すればよい、というものではない。多様な職種の医療者が、アドボケイトに協力して、患者の権利を守らなければならない。そのために適した医療の体制が、チーム医療である。

　厚生労働省チーム医療の推進に関する検討会報告書「チーム医療の推進について」(2010年) によれば、チーム医療とは、「医療に従事する多種多様な医療スタッフが、各々の高い専門性を前提に、目的と情報を共有し、業務を分担しつつも互いに連携・補完し合い、患者の状況に的確に対応した医療を提供すること」と定義されている[17]。多様な医療スタッフとして挙げられているのは、医師、看護師、薬剤師、助産師、理学療養士、作業療法士、言語聴覚士、管理栄養師、臨床工学士、診療放射線技師、臨床検査技師、事務職員、介護職員などである[18]。

　チーム医療の目的は、(1) 医療の質と患者の生活の質とを向上させること、(2) 医療の効率を高めて、医療者の負担を軽減すること、(3) 医療の安全性を向上させることである[19]。

チーム医療の分類

　チーム医療は、継続性の観点から、継続して実施されていくものと、必要に応じて編成されるものとに分けられる。前者は、患者を継続的にフォローしていくものである。たとえば、精神科ケア、在宅訪問ケア、人工呼吸器の患者のケア、リハビリテーションなどのチームが挙げられる。必要に応じて編成されるチームとして挙げられるのは、災害時における被災者の救護、臓器移植など単一の機能を持つものである[20]。

　また、チーム医療は、チーム内の役割分担の観点から、(1) 指揮命令型チーム、(2) 共同体型チーム、(3) 機能型チームに分類される[21]。

（1）指揮命令型チームでは、それぞれの医療者は、リーダーの指揮に従って、それぞれ固定した業務を行う。この型のチーム医療は、手術などに適している。

（2）共同体型チームでは、それぞれの医療者は、自分の役割を担っているが、状況に応じて、リーダーがその役割を交代させることがある。この型のチーム医療は、救急医療などに適している。

（3）機能型チームでは、それぞれの医療者が、状況に応じて役割を変える。患者のニーズを満たすために最も有効なチームがそのつど編成され、リーダーも交代する。

（3）が、典型的なチーム医療である。

チーム医療の制度的な基盤

チーム医療の制度的な基盤として挙げられるのは、（1）カルテの統一化、（2）クリニカル・パスの作成、（3）カンファレンスの開催、（4）教育プログラムなどである[22]。

（1）カルテの統一化とは、医師が書くカルテ、看護師が書く看護記録、理学療法士・作業療法士・言語療法士が書く記録などを一つにまとめることである。

（2）クリニカル・パスとは、医療者や患者が医療の流れを理解できるように、入院直前から退院まで、検査や食事、処置、投薬などを一覧表にしたものである。これを作成する過程で、多様な職種の医療者が、情報を共有することができる。

（3）カンファレンスとは、多様な職種の医療者が、患者に関する情報を提供し合い、治療の進め方について意見を交換する会議である。

（4）医学生、看護学生、薬学生などに対して、チーム医療の実習や講義などが行われている。

チーム医療へ向けて

今後、チーム医療を推進するためには、（1）各医療スタッフの専門性

の向上、(2)各医療スタッフの役割の拡大、(3)医療スタッフ間の連携・補完の推進、といった方向を基本として、関係者がそれぞれの立場で様々な取組みを進め、これを全国に普及させていく必要がある[23]。

チーム医療を推進する際には、一部の医療スタッフに負担が集中したり、安全性が損なわれたりすることがないように注意が必要である[24]。

註と引用参考文献

1　以下、本節の記述は、水野　2005年aの一部を用いている。河瀬　2014年、遠藤　2012年a、香川　2012年、今井道夫　2011年、参照。
2　これに対して、ビーチャムとチルドレスは、介入を受ける人の利益を保護することが、その自律を尊重することよりも重要である場合には、強いパターナリズムを容認している(Cf. Beauchamp & Childress 2001)。
3　Cf. Hope & Savulescu & Hendrick 2008, E.Emanuel & L.Emanuel 1992. 額賀　2005年a、参照。
4　以下、本節の記述は、水野　2013年bを用いている。
5　村松　2012年、参照。
6　守秘義務とは、医療者が、職務上知り得た患者に関する秘密を守る義務である。守秘義務は、ヒポクラテスの誓い(3頁、参照)、ナイチンゲール誓詞(21頁、参照)、および、上述のリスボン宣言を初めとする医療者の倫理綱領に盛り込まれてきた重要な倫理的義務であるだけでなく、法律(刑法134条第1項など)に基づく義務でもある。

　法的な守秘義務が解除されるのは以下の場合である。(1)法令に基づいて患者の秘密を開示する場合(たとえば、母体保護法に基づいて人工妊娠中絶について都道府県知事に届け出る場合や、感染症予防法に基づいて保健所長に届け出る場合など)、(2)患者が、自分の秘密を開示することを承諾する場合、(3)治療チームが患者の秘密を共有する場合、(4)医療者が、裁判などで証人として証言する場合、(5)第三者の利益を保護するために、患者の秘密を開示する場合などである。(5)の場合には、開示の必要性と、開示によって損なわれる患者の利益とを比較衡量して、患者の秘密を開示すべきかどうかを決定すべきであるとされる。

　近年、守秘義務だけでなく、患者が自分に関する情報をコントロールする権利が重視されてきている。この権利について、「個人情報の保護に関する法律」(2003年(2009年改正))は、個人情報(生存する個人に関する情報であって、当該情報に含まれる氏名、生年月日その他の記述等により特定の個人を識別することができるもの)の取得、利用、第三者への提供の要件として本人の同意を求め、本人は自己の個人情報の開示、訂正、利用停止を請求できるとしている(河瀬　2014年、手塚　2014年、稲葉　2013年、池辺　2012年b、磯部　2010年、村山　2008年、

参照)。
7　松田純　2010年、参照。
8　樋口　2011年、土屋裕子　2011年、参照。
9　大野　2011年、参照。
10　池辺　2012年a、石本　2007年、参照。
11　池辺　2012年a、石本　2007年、参照。
12　Cf. Fry & Johnstone 2008. 世界保健機関(WHO)によれば、アドボカシーとは、「健康に関わる特定の目標やプログラムのために、政治的関与、政治的支援、社会的受容、組織的支援の獲得を目指す個人の活動と社会の活動との結合」であると定義されている。
13　石本　2007年、参照。
14　Cf. Fry & Johnstone 2008. 池辺　2012年a、勝山　2012年、石本　2007年、参照。
15　これは、本章(Ⅱ)で見たE・エマニュエルとL・エマニュエルのいう解釈モデルに相当する。
16　Cf. Dooley 2005. 池辺　2012年a、参照。
17　日本看護協会「看護業務基準」(2007年)によれば、チーム医療とは、複数の医療従事者が患者の利益を中心とする方針に基づき問題に取り組み、質の高い安全な医療を提供することである、と定義されている。
18　厚生労働省チーム医療の推進に関する検討会報告書「チーム医療の推進について」(2010年)、参照。
19　前掲書、参照。
20　Cf. Kane 2004.
21　鷹野 2008年、参照。
22　厚生労働省チーム医療の推進に関する検討会、前掲書、参照。細田　2012年、水本・岡本・石井・土本　2011年、参照。
23　厚生労働省チーム医療の推進に関する検討会、前掲書、参照。
24　前掲書、参照。

さらに学びたい人のために

Annas, George J., *The Rights of Patients*, 3rd ed., New York University Press, 2004 (谷田憲俊監訳『患者の権利――患者本位で安全な医療の実現のために』明石書店、2007年)
　▷患者の権利に関する重要文献。

岩田太編著『患者の権利と医療の安全――医療と法のあり方を問い直す』ミネルヴァ書房、2011年
　▷法学者による、患者の権利と医療の安全に関する論集。患者・医療者関係を考えるために役立つ。

川島みどり『チーム医療と看護——専門性と主体性への問い』看護の科学社，2011年
田村由美『新しいチーム医療——看護とインターンシップ・ワーク入門』看護の科学社，2012年
　▷チーム医療については、本文に挙げたもの以外に上の二冊を挙げておく。看護師の観点から、チーム医療について解説・考察している。

第6章
インフォームド・コンセント

はじめに

　本章では、インフォームド・コンセントについて述べる。まず、インフォームド・コンセントとは何かを明らかにする(Ⅰ)。つぎに、インフォームド・コンセントを受けなければならない行為は、どのようなものかを述べる(Ⅱ)。そして、インフォームド・コンセントが成立するための要件、および、それが免除される要件を説明する(Ⅲ)。最後に、インフォームド・コンセントの歴史を、診療におけるものと医学研究におけるものとに分けて概説する(Ⅳ)。

(Ⅰ)インフォームド・コンセントとは

　インフォームド・コンセントの文字通りの意味は、Information(情報、説明)に基づくConsent(同意・承諾)である[1]。これは、人に対して何らかの行為を行う際には、その行為についてあらかじめ説明し、その行為を行うことについて、相手から同意を得ていなければならない、ということを意味している。インフォームド・コンセントは、医療や医学研究以外でも重要であるが、医療や医学研究は人の身体をしばしば傷付けるものなので、特に重要となる[2]。

　インフォームド・コンセントは、医療や医学研究に関わる倫理的なルールとして広く受け入れられている。

　加えて、法律上の原則として確立してもいる。その原則とは、医療者が、インフォームド・コンセントを行わずに、医療行為や臨床研究を行うと、

たとえ過失なしに行われても、損害賠償責任に問われる、というものである。たとえば、医師が、患者からインフォームド・コンセントを受けずに手術を行えば、その手術が成功しても損害賠償責任を課されることになる[3]。

インフォームド・コンセントは、自律的な患者(あるいは被験者)の意思決定を尊重せよという自律尊重原則に基づいている。というのは、インフォームド・コンセントは、患者や被験者の自律的な意思決定をまさに保障しようとするものだからである[4]。

加えて、インフォームド・コンセントは、患者に利益をもたらせという善行原則、および、患者に危害を及ぼすなという無危害原則によっても支持される。インフォームド・コンセントが善行原則によって支持されるのは、インフォームド・コンセントによって、患者と医療者とが、患者の利益とは何かを確認することができるからである。インフォームド・コンセントが無危害原則によって支持されるのは、患者や被験者が自らの生命や健康を不本意に傷付けられることを防ぐために役立つからである[5]。

(II) インフォームド・コンセントを受けなければならない行為

インフォームド・コンセントを受けなければならない行為について、医療の場合と医学研究の場合とに分けて述べる。

医療の場合、ある程度危険が伴う行為や、初めの受診の目的の範囲を越える行為について、(少なくとも法的には)インフォームド・コンセントを受けなければならない。

それ以外の行為はインフォームド・コンセントを受けずに行ってよい。なぜなら、患者が暗黙のうちに同意している、と見なせるからである。たとえば、診療中に患者の血圧を測るたびに、そのつどインフォームド・コンセントを受ける必要はない。というのは、血圧を測るという行為は、危険を伴うものではなく、初めの受診の目的を越えるものではないからである[6]。

他方、医学研究の場合は、原則として、被験者からインフォームド・コンセントを受けなければならない。ただし、「ヒトゲノム・遺伝子解析研究に関する倫理指針」(2001年(2013年全部改正))、「疫学研究に関する倫理指針」(2002年(2013年一部改正))、「臨床研究に関する倫理指針」(2003年(2008年全部改正))などによれば、人体から採取された試料を用いない一部の研究については、インフォームド・コンセントを受ける必要がない、とされている[7]。というのは、こうした研究では、そもそも被験者のプライバシーが侵害される恐れがないからである。

(Ⅲ) インフォームド・コンセントの成立要件と免除要件

インフォームド・コンセントの成立要件

インフォームド・コンセントが成立するための要件として挙げられるのは、(1)患者や被験者に同意能力があること、(2)適切な説明が為されたこと(説明要件)、(3)患者あるいは被験者が自発的に同意したこと(同意要件)である[8]。

したがって、医療の場面でインフォームド・コンセントが成立するためには、医療が、同意能力のある患者に対して、医療行為について適切な説明を行い、患者が(その説明を理解したうえで、)自発的にその医療行為に同意する必要がある。また、研究の場面でインフォームド・コンセントが成立するためには、研究者が、同意能力のある被験者に対して、研究の目的、意義などについて適切な説明を行い、被験者が(それを理解したうえで、)研究の実施について自発的に同意する必要がある。

患者あるいは被験者が自発的に同意するためには、患者あるいは被験者に同意能力がなければならない。したがって、患者に同意能力があることという要件(1)は、患者あるいは被験者が自発的に同意したことという要件(3)の前提となっている、といえる。

上で述べたインフォームド・コンセントの三つの成立要件について説明

する。

　(1)同意能力について。同意能力とは、当該の医療行為や研究について理解でき(理解力)、そのうえで、その医療を受けるかどうか、その研究に参加するかどうかを理性的に判断できる能力(判断力)である、と定義されている[9]。

　これから行われる医療や医学研究についての説明を理解したうえで、本人の価値観に照らして合理的な推論によって決定できる時に、同意能力がある、と判定される[10]。

　同意能力があると判定されるために必要な同意能力のレベルは、問題となっている医療や医学研究の複雑さや、それらがもたらすと予想される利益や害悪の大きさなどに応じて変化する[11]。たとえば、胃の全体を摘出する手術に同意したり拒否したりするために必要な能力は、足の小さな切り傷の治療に同意したり拒否したりするために必要な能力よりも高くなる[12]。

　医学研究の場合、「ヒトゲノム・遺伝子解析研究に関する倫理指針」、「臨床研究に関する倫理指針」などは、同意能力の有無を被験者が成年であるか未成年であるかで判定する、としている。他方、「疫学研究に関する倫理指針」は、16歳以上の未成年者が同意能力を持つかどうかの判断を、倫理審査委員会と研究機関の長との判断に委ねている。また、成人であっても、認知症などで同意能力がない場合があるとしている。

　同意能力を備えているのかどうかの判定が難しい場合には、同意能力の判定は、複数の医療者が行うことが望ましい[13]。

　医療において、同意能力がない場合、家族など患者のことをよく知っている人が、患者のふだんの言動などから、かりに本人に同意能力があったとしたら行うと考えられる決定を推定して、その推定された決定に基づいて代わりに決定を行う代諾が、しばしば行われている[14]。

　他方、医学研究は、医療の場合とは異なって、被験者に利益をもたらすとは限らず、また、未知の危険を伴うため、被験者の同意が、医療の場合よりも厳格に求められる。したがって、医学研究の場合には、医療の場合

に比べて代諾が制限されている。この点について、「臨床研究に関する倫理指針」は、「研究者等は、被験者からインフォームド・コンセントを受けることが困難な場合には、当該被験者について臨床研究を実施することが必要不可欠であることについて、倫理審査委員会の承認を得て、臨床研究機関の長の許可を受けるときに限り、代諾者からインフォームド・コンセントを受けることができる」と定めている。ただし、被験者が、同意能力を備えていなくても、自らの意向を示すことができる場合には、その意向を尊重すべきである[15]。たとえば、同意能力がない人が、被験者になりたくないという意向を示している場合には、その意向を尊重すべきである。

（2）説明について。患者は、自分の病状と医師が提案した医療行為、およびその予想される結果などに関する医師の説明を理解したうえで、その医療行為を受けるかどうかを判断する。したがって、医師による説明は、患者による同意の前提となる。

医師が患者に説明すべき項目として、日本の裁判所が挙げているのは、①患者の病名と病状、②これから行おうとしている医療の内容とその目的、必要性など、③その医療に伴うリスク、④代替可能な医療とそれに伴うリスク、⑤何も医療を行わなかった場合に考えられる結果などである[16]。④の代替可能な医療としては、少なくとも、医学的に確立された他の治療については説明すべきである[17]。

医学研究の場合の説明事項は、研究の目的や意義、研究に伴うリスクなどである。具体的な説明事項は、各種の倫理指針のなかで示されている[18]。

医療において、説明は、法的には、口頭であってもよい。しかし、説明文書を用いることが望ましい。というのは、説明文書があれば、医療者は説明の漏れが無いようにすることができ、患者の理解が深まると考えられるからである。加えて、説明文書は、適切な説明が行われたことの証拠となるため、説明の有無に関する紛争の発生を防ぐために役立つからである[19]。

医学研究において、説明文書が必要かどうかは、研究の内容によって異

なる。どのような研究で説明文書が必要かは、各種の倫理指針で規定されている[20]。

医療者や医学研究者は、患者や被験者が必要な情報を理解できるように、可能な限りわかりやすく説明する合理的な努力を払わなければならない。具体的には、専門用語などを避けて平易な言葉で説明すること、文章だけではなく図表や写真などを入れること、患者が熟慮のうえで決定できるように説明から同意・不同意の意思表明までの間に可能な限り時間を置くこと、複雑な医療や危険性が高い医療の場合には患者の理解が深まるように説明を複数回行うことなどが考えられる[21]。

（3）同意について。法的な観点から見れば、同意するということは、患者あるいは被験者が、医療者や研究者に当該の医療行為や研究を実施する権限を与えるとともに、医療行為や研究が過失なく行われる限り、同意を与えたことによる結果についての責任は本人が負うことになる、ということを意味している[22]。

同意は、本人が自発的に行うものでなければならない。それゆえ、強制によって得られた同意は自発的ではなく、したがって無効である。強制には、暴力などに訴える直接的なものと、脅しなどによる間接的なものとがある[23]。

また、正確な説明を行わないで得られた同意も無効である。たとえば、医療者がこれから行う医療の有効性を過大に説明した場合や、その医療の有害性を過少に説明した場合などである[24]。

医療において、説得によって得られた同意は、自発的なものであり、したがって有効である。説得とは、ある人が相手に対して、説明を行い、相手の理性に訴えることによって、その意思を自発的に変更させることである[25]。

他方、研究者が被験者を説得して、研究に参加してもらうことは、基本的にはすべきでない。というのは、医学研究は、医療とは異なり、被験者自身に利益をもたらすとは限らないからであり、また、未知の危険を伴う可能性があるからである[26]。

インフォームド・コンセントの免除要件

　本来はインフォームド・コンセントを受けなければならない行為ではあるが、それを受けることが免除される場合がある。インフォームド・コンセントが免除される要件は、医療の場合と、医学研究の場合とで異なる。

　医療においてインフォームド・コンセントが免除される場合として、（1）緊急事態、（2）患者による免除、（3）他者への危害を防止するための強制措置、（4）治療上の特権などがある[27]。

　（1）緊急事態について。インフォームド・コンセントを行うと、治療が遅れて患者の生命や健康に重大な危険がもたらされる場合には、インフォームド・コンセントを受けずに医療行為を行うことが認められる。ただし、当該の医療行為について十分に説明する時間はないが、同意を得る時間はある場合には、同意を得る必要がある[28]。

　（2）患者による免除について。患者や被験者が、これから行われる治療や研究に関して包括的な同意を自発的に与えた場合、医療者や研究者は、当該の治療や研究に含まれる個々の事柄に関してインフォームド・コンセントを受けることを免除される場合がある[29]。

　（3）他者への危害を防止のための強制措置について。法律に基づき、感染症の患者や、精神障害のために自分を傷付けたり他人に危害を加えたりする恐れのある患者を強制的に入院させる強制措置の場合にも、インフォームド・コンセントを受けることが免除される[30]。

　（4）治療上の特権について。医療行為に関して説明することによって、患者の合理的意思決定が妨げられる場合、または、患者の健康が損なわれる場合には、インフォームド・コンセントを受けることが免除される、という考え方がある。特に、日本の裁判所は、がんなどの病名やその治療について説明することによって患者に悪い影響を及ぼす可能性がある場合には、患者からインフォームド・コンセントを受けることが免除される場合があるとする。もっとも、これらの理由による免除は、患者の自律の尊重に反する可能性が高いため、その適用は慎重にしなければならない[31]。

つぎに、インフォームド・コンセントを受けることなく医学研究を行うことができる場合には、(1)これから臨床試験を行う新薬などを至急投与しないと被験者の生命が危ない緊急の場合、および、(2)研究の内容を被験者に知らせると研究が成り立たず、かつ、当該の研究が被験者に最小限の危険を越える危険や不利益をもたらさず、社会的に重要である場合がある[32]。

　(1)について、「医薬品の臨床試験の実施の基準に関する省令」(1997年(2012年改正))第55条1項は、以下の要件をすべて満たす場合に、被験者あるいは代諾者の同意を得ずに治験を実施することを認めている。その要件とは、「1)被験者となるべき者に緊急かつ明白な生命の危険が生じていること、2)現在における治療方法では十分な効果が期待できないこと、3)被験薬の使用により被験者となるべき者の生命の危険が回避できる可能性が十分にあると認められること、4)予測される被験者に対する不利益が必要最小限度のものであること、5)代諾者となるべき者と直ちに連絡をとることができないこと」である。なお、同条2項は、そのような場合に、速やかに被験者または代諾者となるべき者に対して当該治験に関する事項について適切な説明を行い、当該治験への参加について文書により同意を得ることを求めている。

　(2)について、たとえば「疫学研究に関する倫理指針」は、次のように規定している。「研究対象者からインフォームド・コンセントを受ける手続き等は、原則として次に定めるところによる。ただし、疫学研究の方法及び内容、研究対象者の事情その他の理由により、これによることができない場合には、倫理審査委員会の承認を得て、研究機関の長の許可を受けたときに限り、必要な範囲で、研究対象者からインフォームド・コンセントを受ける手続きを簡略化すること若しくは免除すること又は他の適切なインフォームド・コンセント等の方法を選択することができる」[33]。したがって、研究の内容を被験者に知らせると研究が成り立たない場合には、一定の条件を満たせば、インフォームド・コンセントを受けることなく医学研究を行うことができる。

(Ⅳ)診療におけるインフォームド・コンセントの歴史

　診療におけるインフォームド・コンセントは、アメリカなどにおいて判例を通じて確立された[34]。

　19世紀まではアメリカでも、患者は初めに受診した時に、その後に行われる個々の治療行為についても同意を与えているので、それらの治療を行う時にあらためて患者の同意を得る必要はない、と考えられていた。しかし、20世紀に入ると、医師が患者の同意を得ずに行った治療が違法であるとして、いくつかの訴訟が起こされた。これらの訴訟に対して裁判所は、個々の治療を行う際には、そのつど患者の同意が必要である、という判断を示した。

　特に有名なのは、胃の検査に同意した患者から同意なく胃を切除したことが問題となったシュレンドルフ対ニューヨーク病院協会事件である。この事件において、1914年、ニューヨーク州最高裁判所のカードーゾ(Benjamin Nathan Cardozo)判事は、「成人に達した健全な精神を持つすべての者は、自分の身体に何が為されるかを決定する権利を有しているので、患者の同意なしに手術を行う医師は不法行為を犯すことになる」と述べた。医師が患者の同意を得ずに治療を行えば、その治療が患者にとって有益なものであっても、不法行為を犯すことになる、というのである。こうした判決を通じて、インフォームド・コンセントの同意要件(本章(Ⅲ)、参照)が確立された。

　だが、医師が患者に対して、これから行おうとしている治療について十分な説明を行わなければ、患者の同意は有効なものとはいえない。そこで、裁判所は、同意の前提として、十分な説明を行うことを求めるようになった。

　たとえば、腹部大動脈瘤の造影検査を受けた後に下半身が麻痺した患者が、事前にその危険を告げるべきであったとして医師らを訴えた、サルゴ対スタンフォード大学評議会事件において、1957年に、カリフォルニア州控訴裁判所は、インフォームド・コンセントという言葉を初めて用いて、患者への事前の説明が必要であるとした。

その後も、多くの同じような判決が下された。特に重要なのは、乳がんの手術後に行った放射線療法のせいで患者がやけどを負ったネイタンソン対クライン事件判決と、インスリン・ショック療法のせいで椎骨を骨折したミッチェル対ロビンソン事件判決とである。これらの判決を通じて、インフォームド・コンセントの説明要件が確立した。

こうした判例を踏まえて、アメリカ病院協会「患者の権利章典」(1973年)、世界医師会「リスボン宣言」(1981年)などが、インフォームド・コンセントを権利として明記した。さらに、アメリカ大統領委員会報告書「医療における意思決定」(1983年)も、インフォームド・コンセントの倫理的意義を強調した。こうして、インフォームド・コンセントは、広く受け入れていった。

日本でも、インフォームド・コンセントは、まず同意要件が、つぎに説明要件が、裁判例を通じて確立してきた。こうした流れのなかで、1990年に、日本医師会の生命倫理懇談会が「『説明と同意』についての報告」を公表し、日本に適したインフォームド・コンセントの必要性を強調した。さらに、1997年に改正された医療法では、患者に適切な説明を行い、理解を得ることが医師の努力義務として明記された。

こうして、日本においても、医療におけるインフォームド・コンセントは広く受け入れられるようになったのである。

(V)医学研究におけるインフォームド・コンセント

前節で見たように、診療におけるインフォームド・コンセントは、裁判所の判例により確立した。これに対して、医学研究におけるインフォームド・コンセントは、各種の宣言、倫理綱領、行政指針などによって確立した[35]。

第13章で見るように、ナチス・ドイツは、残虐な人体実験を行った。第二次世界大戦後にこれらの残虐な行為を裁いたニュルンベルク国際軍事裁判の法廷は、判決文のなかで、後にニュルンベルク綱領と呼ばれることになる、医学実験が許容されるための条件を提示した。「被験者の自発的

な同意は絶対に欠かせない」というその第一条件は、インフォームド・コンセントの必要性をまさに述べたものである。

世界医師会「ヘルシンキ宣言」(1964年採択(2013年修正))は、インフォームド・コンセントについて、次のようにいっそう明確に規定している。「インフォームド・コンセントを与える能力がある人間を対象とする医学研究において、それぞれの被験者候補は、目的、方法、資金源、起こり得るリスクならびに起こり得る不快感、研究終了後条項、その他研究に関するすべての面について十分に説明されなければならない。……被験者候補がその情報を理解したことを確認したうえで、医師またはその他ふさわしい有資格者は被験者候補の自主的なインフォームド・コンセントをできれば書面で求めなければならない」[36]。

日本でも、医学研究に関する多くの行政指針などが、インフォームド・コンセントの必要性について定めている[37]。

以上のように、医学研究におけるインフォームド・コンセントは、各種の宣言や倫理綱領、行政指針などを通して確立したのである。

註と引用参考文献

1　前田正一　2012年、参照。
2　前田正一　2005年b、参照。
3　前田義郎　2012年、小林　2010年、前田正一　2005年b、参照。
4　前田義郎　2012年，前田正一　2005年b、参照。
5　丸山　2010年、前田正一　2005年b、参照。
6　前田正一　2005年b、参照。
7　前田正一　2012年、参照。
8　丸山　2010年、参照。上の三つの要件に加えて、患者あるいは被験者が説明の内容を理解したことを、インフォームド・コンセントの成立要件として挙げる論者もいる(前田正一　2012年、参照)。
9　前田正一　2012年、参照。
10　丸山　2010年、参照。
11　本人の自己決定を尊重する立場からは、ここでいう利益や害悪は、医学的観点からではなく、本人の価値観に基づいて判断されなければならない(丸山　2010年、参照)。

12 丸山　2010年、前田正一　2005年a、参照。
13 同意能力の有無を判定する基準として提案されてきたのは、以下のものである。（1）患者による決定の有無、（2）説明の理解の有無、（3）意思決定過程の合理性、（4）意思決定の内容の合理性である。（1）では、本人が決定を行うことができる場合に、同意能力があるとされる。（2）では、本人が説明を理解できる場合に、同意能力があるとされる。（3）では、本人が説明を理解したうえで、自らの価値観に基づいて合理的な決定過程をとることができる場合に、同意能力があるとされる。（4）では、本人が行う決定が、客観的観点あるいは医学的観点から合理的である場合に、同意能力があるとされる。インフォームド・コンセントの主要な機能が本人の自己決定権の保護であるとすれば、本人の価値観を重視する（3）が妥当であると考えられる（丸山　2010年、参照）。
14 小西　2008年、前田正一　2005年b、参照。
15 前田正一　2012年、参照。
16 丸山　2010年、小西　2008年、参照。
17 前田正一　2009年、参照。
18 前田正一　2012年、参照。
19 前田正一　2005年c、参照。
20 前田正一　2012年、参照。
21 前田正一　2005年b、参照。
22 前田正一　2012年、丸山　2010年、小西　2008年、参照。
23 丸山　2010年、参照。
24 前掲書、参照。
25 前掲書、参照。
26 前田正一　2012年、参照。
27 丸山　2010年、参照。
28 丸山　2010年、前田正一　2005年b、参照。
29 丸山　2010年、参照。この点に関して、法学者の丸山英二は以下のように述べている。「患者や対象者が、個別の治療行為や研究活動に関して、インフォームド・コンセントの要件の充足をあらかじめ免除する意思を表明する場合には、その意思決定が任意で合理的な過程を経て下されたものである限り、医療従事者、研究者は、インフォームド・コンセントを得ることなく、医療や研究を行うことが許される。この場合、インフォームド・コンセントの要件のうち、説明だけを免除することも出来るし、説明と同意の両方を免除することもできる。患者や被験者は免除の意思をいつでも撤回できる。もっとも、このような免除については、それが患者の真意からでたものであること、およびその免除の及ぶ範囲について慎重に確認する必要がある」（丸山英二　2010年、参照）。
30 丸山　2010年、前田正一　2005年b、参照。法学者の丸山英二は、「いわゆる措置入院のように、他者を害する恐れがある患者については、本人に同意能力があっても、他害を防止するために必要な医療行為を行うことができる」と述べている。したがって、自分を傷付ける恐れのある患者については、本人に同意能力がない場合

に限って、本人の意向に反する医療行為を行うことができる、と考えられる。
31　丸山　2010年、前田正一　2005年ｂ、参照。
32　前田正一　2012年、参照。
33　これに関連して、「疫学研究に関する倫理指針」は、「インフォームド・コンセントの簡略化に関する細則」という項目で、次のように規定している。「倫理審査委員会は、インフォームド・コンセント等の方法について、簡略化若しくは免除を行い、又は原則と異なる方法によることを認めるときは、当該疫学研究が次のすべての要件を満たすよう留意すること。①当該疫学研究が、研究対象者に対して最小限の危険を超える危険を含まないこと。②当該方法によることが、研究対象者の不利益にならないこと。③当該方法によらなければ、実際上、当該疫学研究を実施できず、又は当該疫学研究の価値を著しく損ねること。④適切な場合には、常に、次のいずれかの措置が講じられること。(ア)研究対象者が含まれる集団に対し、資料の収集・利用の目的及び内容を、その方法を含めて広報すること。(イ)できるだけ早い時期に、研究対象者に事後的説明(集団に対するものも可)を与えること。(ウ)長期間にわたって継続的に資料が収集又は利用される場合には、社会に、その実情を、資料の収集又は利用の目的及び方法も含めて広報し、社会へ周知される努力を払うこと。⑤当該疫学研究が社会的に重要性が高いと認められるものであること」。
34　ただし、ドイツなどでは、19世紀末頃から、インフォームド・コンセントが問題とされていた(土屋貴志　2012年、参照)。以下、本節の記述については、前田義郎　2012年、今井道夫　2011年、前田正一　2005年ｂ、参照。
35　額賀・赤林　2005年、前田正一　2005年ｂ、参照。
36　日本医師会ホームページ(http://www.med.or.jp/wma/helsinki08_j.html)、参照。
37　たとえば、「医薬品の臨床試験の実施に関する省令」(1997年(2012年改正))、「ヒトゲノム・遺伝子解析研究に関する倫理指針」、「疫学研究に関する倫理指針」などである。

さらに学びたい人のために

甲斐克則編『インフォームド・コンセントと医事法』信山社，2011年
　▷法学者による、最新の知見を踏まえた論集。

谷田憲俊『具体例からはじめる患者と医療従事者のためのインフォームド・コンセント取扱い説明書』診断と治療社，2013年
　▷豊富な症例を用いて、インフォームド・コンセントの理論と実践を解説している。

Faden, Ruth R. and Beauchamp, Tom L., *A History and Theory of Informed Consent,* Oxford University Press, 1986(酒井忠昭・秦洋一訳『インフォームド・コンセント——患者の選択』みすず書房，1994年)
　▷インフォームド・コンセントの理論、歴史などを論じた重要文献。

第7章
専門職としての看護の役割

　本章では、専門職としての看護の役割について述べる。
　まず、専門職の特徴を列挙し、看護がこれらの特徴を備えており、したがって専門職であることを確認する（Ⅰ）。つぎに、看護師が専門職として守るべき法律（Ⅱ）、および、果たすべき主要な責任（Ⅲ）について述べる。看護師は、その責任を果たすために、他の医療者と協働しなければならない。そこで、看護師と協働者との関係について述べる（Ⅳ）。この協働のなかで看護師が果たす役割は、ますます高度化してきている。こうした現状に対応するために日本看護協会が創設した、新しい資格認定制度について説明する（Ⅴ）。

（Ⅰ）専門職とは

専門職とは

　専門職（profession）とは、いくつかの特徴を備えた特別な職業である。具体的には、医師、看護師などの医療者、弁護士などの法律家、建築士、聖職者などを指す。
　ホープ（Tony Hope）らは、専門職の特徴として以下の5つを挙げている[1]。その特徴とは、
　（1）重要な公共サービスを提供すること、
　（2）膨大な体系的知識を必要とし、それを習得するために高度な訓練を受けなければならないこと、
　（3）倫理綱領など、自己規制のための規準を備えていること、

（4）免許制度があること(加えて、業務の独占権を持つ場合もある)、
（5）専門職団体があること、
である。

（1）重要な公共サービスとは、人々の健康、生命、富、安全、正義、平等のような重要な価値を守るサービスである。たとえば、医療者は、人々の健康、生命などを保護している。法律家は、法の下での正義や平等を守るために必要なサービスを提供している。

（2）専門職を特徴付ける知識は、身体的な技術や経験的な知識だけではなく、学問として体系化されたものでなければならない。このような知識を習得するためには、大学などで専門教育を受け、さらに実地の訓練を受ける必要がある。たとえば、医師、看護師、弁護士として働くためには、大学などで学問としての知識を習得し、病院や法律事務所などで研修を受けなければならない。

（3）専門職の知識は高度であるため、技術的あるいは倫理的に、誰が適格で、誰がそうでないのかを、非専門家が評価できない場合がある。そこで、専門家は、技術的な適格性の基準と、(倫理綱領と呼ばれる)倫理的な適格性の基準とを設定して、それらを満たしていることを、互いに保証し合う必要がある。

（4）専門職には、通常は、免許制度がある。たとえば、医師、看護師、弁護士などになるためには、国家試験に合格しなければならない。

ただし、免許制度は、専門職であるための必要条件でも十分条件でもない。たとえば、大学教員や一部の技術者は、通常は専門職と見なされているが、免許制度がない。他方、自動車の運転免許を持つ人が、専門職としてのドライバーであるとはいえない。

免許制度に加えて、免許を持たずに当該の業務を行うと処罰される業務独占が、法律で定められている場合がある。医師、看護師、弁護士などには、こうした業務独占が認められている。

（5）主要な専門職には、その成員を代表していると称する専門職団体がある。これらの専門職団体は、その専門職のすべての成員が加入するのを

許さない場合や、いくつかの専門職団体が競合している場合がある。専門職団体は、専門職の目標(たとえば、健康、正義など)、および、その成員の経済的な利益を促進する。

専門職としての看護

看護は、上に挙げた専門職の特徴を備えているであろうか。(1)看護は、人々の健康という公共的な利益に貢献している。(2)看護を行うためには、看護学という専門知識が必要であり、看護師は、それを習得するために大学などで高度な訓練を受けている、(3)看護師の専門職団体は、倫理綱領を定め、それに違反した成員に制裁を課すなどして、自己規制を行っている、(4)国家試験による看護師の免許制度がある、(5)国際看護師協会、日本看護協会など、看護師の専門職団体がある。以上から、看護師は、専門職であるといえる。

(II)看護に関する法律

専門職としての看護に関する法律として、保健師助産師看護師法などがある。

1948年に制定、公布された保健婦助産婦看護婦法(1948年)は、その後、22回の改正を経て、2001年12月の改正で、「保健師助産師看護師法」(以下、保助看法)となった。

この法律は、「保健師、助産師、看護師の資質を向上し、もって医療および公衆衛生の普及向上をはかるのを目的とする」(第1条)。医療および公衆衛生を普及・向上させるためには、保健師、助産師、看護師の資質を向上させることが必要である。そこで、保健師、助産師、看護師の資質の向上が目的として掲げられている。

続いて、保助看法は、看護師、保健師、助産師などの定義、免許、試験、業務などについて定めている。ここでは、看護師などの免許と業務とに関わる条文について述べる。

（1）免許について。免許の取得要件については、積極的要件と消極的要件（欠格事由が無いこと）とがある。積極的要件は、国家試験に合格することである。消極的要件として、次のいずれかの場合に該当する者には、免許を与えないことがあるとされる。その場合とは、「①罰金刑以上の刑に処せられた者、②前号に該当する者を除くほか、保健師、助産師、看護師又は准看護師の業務に関し犯罪又は不正行為があった者、③心身の障害により保健師、助産師、看護師又は准看護師の業務を適正に行うことができない者として厚生労働省令で定める者、④麻薬、大麻又はあへんの中毒者」のいずれかである。

看護師などの国家試験に合格し、免許申請を行うと、上の4つの場合に該当しない限り、看護師などについては厚生労働省の保健師籍、助産師籍、看護師籍に登録される。これらの籍に登録された人に対して、厚生労働大臣が免許証を交付する[2]。

（2）業務について。「看護師でない者は、第5条で規定する業をなしてはならない」（第31条）とされる。同法第5条は、すぐ後で見るように、看護師の業務を定めたものである。したがって、看護師でない者が看護師の業務を行うことを禁じる、業務独占が定められている。（保健師、助産師、准看護師についても同様の規定がある）[3]。

看護師の業務は、傷病者もしくはじょく婦に対する療養上の世話又は診療の補助を行うことである（第5条）[4]。

診療上の補助に関して、「保健師、助産師、看護師又は准看護師は、主治の医師又は歯科医師の指示があった場合を除くほか、診療機械を使用し、医薬品を授与し、医薬品について指示をしその他医師又は歯科医師が行うのでなければ衛生上危害を生じるおそれのある行為をしてはならない。ただし、臨時応急の手当てをし、又は助産師がへその緒を切り、浣腸を施しその他助産師の業務に当然に付随する行為をする場合は、この限りでない。」（第37条）と定められている。

したがって、看護師などは、医師の指示があれば、診療機械を使用し、医薬品を与え、それについて指示を行うことができる。ただし、疾病の診

断、治療方針の決定、手術、放射線の人体照射などの医行為は、たとえ医師の指示があっても行うことができない[5]。

静脈内に薬剤などを注射する静脈注射は、1951年の厚生省医務局長回答では、「医師又は歯科医師が行うべきもの」とされていたが、2002年に、「保助看法の診療の補助の範囲内にあるもの」と認められた（2002年、医政930002号）[6]。

療養上の世話に関して、厚生労働省「新たな看護のあり方に関する検討会報告書」(2002年)は、「療養上の世話については、行政解釈では医師の指示を必要としないとされているが、療養上の世話を行う場合にも、状況に応じては医学的な知識に基づく判断が必要になる場合もある。このため、患者に対するケアの向上という観点に立てば、看護師等の業務について、療養上の世話と診療の補助とを明確に区別しようとするよりも、医療の現場において、療養上の世話を行う際に医師の意見を求めるべきかどうかについて適切に判断できる看護師の能力、専門性を養っていくことが重要である」としている[7]。

つまり、療養上の世話は、看護師の判断と責任で行うことができる。ただし、医学的な知識に基づく判断が必要になる場合には、医師の意見を求めるべきである、というのである[8]。

看護師などの業務に関して、患者などの秘密を守る義務が次のように明記されている。「保健師、看護師又は准看護師は、正当な理由がなく、その業務上知り得た人の秘密を漏らしてはならない。保健師、看護師又は准看護師でなくなった後も、同様とする」(第42条の2)。

(Ⅲ) 看護師の責任

看護師には、専門職として果たすべき責任がある。

この責任は、誰に対するものか。この点に関して、国際看護師協会「看護師の倫理綱領」(1953年(2005年改訂))は、「看護師の第一義的な責任は、看護ケアを必要としている人々に対して存在する」としている。しがたっ

て、看護師の責任は、医師などに対するものではなく、患者のようにケアを必要としている人々に対するものである。

　上の「看護師の倫理綱領」が看護師の主要な責任として挙げているのは、（1）健康の増進、（2）疾病の予防、（3）健康の回復、（4）苦痛の緩和である。

　（1）と（3）に関して、健康とは何か、を確認しておく。「世界保健機構（WHO）憲章」（1946年）の前文では、「健康とは、単に疾病がないとか虚弱でないというばかりでなく、肉体的、精神的、社会的に完全に良好な状態のことである」と定義されている。つまり、健康とは、疾病や虚弱がないというだけでなく、また、身体的に良好な状態であるだけでもなく、精神的、社会的にも良好な状態なのである。この定義は、健康の理想像を述べたものである。

　WHO憲章はこの定義に続けて、「到達し得る最高水準の健康を享受することは、人種、宗教、政治的信念、経済的もしくは社会的条件の相違にかかわらず万人が有する基本的権利である」としている。つまり、健康の享受は、万人の基本的権利なのである。

　看護師には、人々が健康を増進したりそれを回復したりするための援助を行って、人々の健康への権利を擁護する責任がある。

　（2）に関して、疾病の予防とは何か、について述べる。疾病の予防は、一次予防、二次予防、三次予防に分けられる。一次予防とは、ある疾病を患うリスクを上昇させる要因を除去したり、そのリスクを低下させたりすることによって、その疾病を患いにくくすることである。たとえば、肺がん予防のための禁煙指導や、結核予防のためのBCGワクチンなどである[9]。二次予防とは、疾病を患っているがまだ自覚症状がない時期に検査を行って疾病を発見し、その進行を阻止することである。たとえば、がん検診などである。三次予防とは、自覚症状が出現した後、治療を受けた人に対して、再発防止や社会復帰のために行われる対策である。たとえば、服薬指導やリハビリテーションなどである[10]。

　看護師は、他の医療者と協力して、疾病の予防を行う責任を有している。だが、看護師が、疾病の予防を行うためにどこまで介入すべきか、につい

ては議論の余地がある。とくに、疾病を予防するために必要な介入が、当該の看護師の能力を越えている場合や、患者や家族などの意向が対立している場合には、その介入を行うことが困難になる[11]。

（4）に関して、苦痛(suffering)とは何か、について述べる。苦痛とは、自分自身の重要な側面、自分自身の存在が脅かされている時に、人々が経験する深刻な苦悩の状態である[12]。他方、痛み(pain)とは、「実質的・潜在的な組織損傷に結び付く、あるいはそのような損傷を表す言葉を使用して述べられる不快な感覚体験および感情体験であり、つねに主観的なものである」[13]。

フライとジョンストンによれば、苦痛は、痛み自体からよりも、痛みを経験する人自身による、痛みの意味の評価から生じるとされる。それゆえ、激しい痛み、原因不明の痛み、際限のない痛み、悲観的な病状を示唆する痛みなどは、しばしば苦痛をもたらす[14]。

看護師は、医療者のなかで患者の最も身近にいて、患者の苦痛を緩和するために重要な役割を果たしている。

(Ⅳ)看護師と協働者

看護師が、前節で見た責任を果たすためには、他の医療者と協働する必要がある。というのは、看護ケアは、他の医療者と協働して行われる場合が多いからである。

他方、他の医療者が患者の権利を侵害したり、患者に害悪をもたらしたりする恐れがある時には、看護師は、他の医療者と対立してでも、患者を守らなければならない。

以上のように、看護師と他の医療者との関係は、基本的には協働し、時に対立しうる、というものである。この関係について、（1）看護師と医師との関係、（2）看護師どうしの関係、（3）看護師と、医師、看護師以外の医療者(薬剤師、ソーシャルワーカー、理学療養士、作業療法士など)との関係に分けて述べる。

看護師と医師との関係

　従来の医師・看護師関係は、「医師・看護師ゲーム」という言葉で特徴付けられるものであった。医師・看護師ゲームでは、医師が看護師より優位に立つ上下関係を、両者が注意深く維持する。具体的には、看護師は、患者のケアについて、医師に提案することができるが、その提案は、医師が行ったかのように見えなければならない。そして、医師と看護師との意見の対立は、必ず回避されなければならない。

　医師と看護師とが、このゲームをうまく行えば、看護師は医師から善い相談相手として是認され、医師は看護師から善い指導者として賞賛される。

　このゲームがうまく行かない場合、医師と看護師は、どちらも罰を受ける。看護師がこのゲームのルールを守りながら行った適切な提案を、医師が受け入れなければ、看護師の協力を得られない。他方、医師に対して、自分の意見をはっきりと主張する看護師は、問題を引き起こす人と見なされて、不利な扱いを受ける。

　このゲームの主たる目的は、そのゲームをうまく継続することであり、患者の利益は二の次にされる。

　だが、近年、看護は高度な専門職であり、看護師は、患者に対して、医師とは独立の責任を有する、と考えられるようになってきた。それに伴って、医師と看護師との関係は、「医師・看護師ゲーム」という言葉で特徴付けられるものから、対等な協力関係に変化してきた。

　だが、このことは、医師と看護師とが決して対立しない、ということを意味しない。医師との対立は、看護師がもっとも頻繁に経験する倫理的な問題の一つである[15]。

　医師と看護師との対立が生じた場合、両者は、互いの専門性を尊重しながら話し合って、対立を解消するために努力しなければならない。それでも対立が解消しない場合には、倫理コンサルテーションなど第三者による調停が必要になる。倫理コンサルテーションとは、「患者、家族、代理人、保健医療従事者、その他の関係者が、保健医療において生じた価値問題に

関わる不安や対立を解消するのを支援する、個人やグループによるサービス」である[16]。

看護師どうしの関係

看護師は、通常、単独ではなく、他の看護師と協働して、患者をケアしている。看護師どうしの協働とは、看護師たちが、患者に良質のケアを行うという目的を共有し、その目的を達成するために協力して看護計画を立案・実施し、その目的を自分の価値観より優先するということである。

しかしながら、看護師たちが協働することによって患者に利益をもたすのかどうかが明確でない場合に、看護師どうしの対立が生じうる。

看護師どうしの対立の事例としてフライとジョンストンが挙げているのは、以下のものである。新任の看護主任A氏が、看護業務の不適切な割り当てを行った。看護師たちは、その割り当てを修正することをA氏に要請したが、彼はその要請を拒否した。幾人かの看護師は、彼を批判したが、A氏はその批判に応えることができないばかりか、自分を批判した看護師たちを非難した。

この事例で生じている対立を解消するために、フライとジョンストンは、次のような提案を行っている。（1）看護師たちが、A氏のリーダーシップについて話し合いを続けるように、看護部長が助言する、（2）A氏が、看護主任の職務を果たすために必要な管理能力を、身に付けることができるように、看護部長が支援する[17]。

以上のように、看護師どうしの対立が生じた時には、看護部長などの管理者が、その対立を調停するために、適切な介入を行うことが重要である。

看護師と、医師・看護師以外の医療者との関係

患者や家族の声が高まる一方で、医療の高度化・複雑化に伴う業務の増大により医療現場が疲弊している。加えて、患者が自己決定を行うために必要な情報を、医師だけで与えることが困難になってきている。こうした状況に対応するために、多様な職種の医療者が協力して、患者の状態に適

合する医療を提供するチーム医療が普及してきている(第5章(V)、参照)。
　チーム医療の要である看護師は、他の専門職の医療者と、患者のケアの向上という目的を共有し、互いの専門性を尊重し合いながら、協働する必要がある。

(V) 看護の高度化

　医療の進歩に伴って、医療者の協働における看護師の役割は、ますます高度で専門的なものになってきている。看護の高度化・専門化に対応するために、日本看護学会は、専門看護師、認定看護師、認定看護管理者という新たな資格の認定制度を創設した。この制度を概観する。

専門看護師

　日本看護協会によれば、専門看護師とは、「複雑で解決困難な看護問題を持つ個人、家族および集団に対して、質の高い看護ケアを効率よく提供するための、特定の専門看護分野の知識及び技術を深めた」者であるとされる。

　専門看護師は、(1)個人、家族および集団に対して卓越した看護を実践する「実践」、(2)看護職を含むケア提供者に対してコンサルテーションを行う「相談」、(3)必要なケアが円滑に行われるために、保健医療福祉に携わる人々の間でコーディネーションを行う「調整」、(4)専門看護分野において、個人・家族および集団の権利を守るために、倫理的な問題や葛藤の解決を図る「倫理調整」、(5)専門看護分野において、看護職に対しケアを向上させるために教育的役割を果たす「教育」、(6)専門看護分野において、専門知識および技術の向上ならびに開発を図るために実践の場における研究活動を行う「研究」という6つの役割を果たす。

　専門看護師になるには、5年以上の実務研修と、日本看護系大学協議会が定める大学院で学んだ後、審査に合格しなければならない。

　がん看護、精神看護、地域看護、老人看護、小児看護、母性看護、慢性

疾患看護、急性・重症患者看護、感染症看護、家族支援、在宅看護の11分野で、2014年6月までに1266人の専門看護師が認定されている[18]。

認定看護師

上で述べたように、専門看護師になるためには看護系大学院修士課程を修了しなければならない。しかし、日本では看護系大学院の数がまだ少なく、専門看護師だけでは、看護の高度化・専門化に対応できない。そこで、臨床経験が豊富な看護師を、特定の看護分野に関して教育・訓練することによって、高度で専門的な看護を提供できるようにするために、1995年に、日本看護協会が認定看護師の資格認定制度を創設した。

認定看護師とは、日本看護協会による審査に合格し、ある特定の看護分野において、熟練した看護技術と知識を有すると認められた者である、と定義されている。

認定看護師は、(1)個人、家族および集団に対して、熟練した看護技術を用いて水準の高い看護を実践する「実践」、(2)看護実践を通して看護職に対し指導を行う「指導」、(3)看護職に対してコンサルテーションを行う「相談」の三つの役割を果たす。

認定看護師になるには、5年以上の実務研修(うち三年以上は認定看護分野)と、6ヶ月の認定看護師教育課程を修了した後、試験に合格する必要がある。

救急看護、皮膚・排泄ケア、集中ケア、緩和ケア、がん化学療法ケアなど21の分野で、2014年6月までに12452人の認定看護師が認定されている[19]。

認定看護管理者

日本看護協会によれば、認定看護管理者とは、「本会認定看護管理者認定審査に合格し、管理者として優れた資質を持ち、創造的に組織を発展させることができる能力を有すると認められた者」である、と定義されている。

認定看護管理者になるには、認定看護管理者教育課程を受講すること、

または、看護系大学院において看護管理などの修士号を取得していること、師長以上の職位で管理経験が三年以上あることなどが必要となる。

認定看護管理者の数は、2014年6月現在で、1961人である[20]。

註と引用参考文献

1 ベイルズ(Michael D.Bayles)の見解に基づいて、ホープらが整理したものである(Cf. Hope & Savulescu & Hendrick 2008, Bayles 1988. 額賀　2005年a、参照)。西村　2004年、市野川　2002年、進藤　1990年も参照。
2 准看護師は、都道府県の准看護師籍に登録される(金沢　2008年、参照)。
3 また、「看護師でない者は、看護師又はこれに紛らわしい名称を使用してはならない」(第42条の3)とされる。したがって、看護師でない者が看護師と称することを禁じる名称独占である(金川　2008年、参照)。
4 じょく婦の定義は、29頁で述べた。
5 金川　2008年、参照。
6 小松浩子　2012年、金川　2008年、参照。
7 小松浩子　2012年、金川　2008年、参照。
8 この点に関しては、議論の余地がある(金川　2008年、酒井　2011年、参照)。
9 上で見た健康増進は、疫学では、一次予防の一種として位置付けられている。
10 深尾　2012年、参照。すぐ後に述べる健康の回復は、疫学では、三次予防に含まれる。
11 Cf. Fry & Johnstone 2008.
12 *Ibid*.
13 これは、国際疼痛学会による痛みの定義である(恒藤　2007年、参照)。
14 Cf. Fry & Johnstone 2008.
15 *Ibid*.
16 板井　2012年、参照。
17 Cf. Fry & Johnstone 2008.
18 日本看護協会のホームページ(http://nintei.nurse.or.jp/nursing/qualification/cons)、堀井　2012年b、中根・林　2012年、小松浩子　2012年、酒井　2011年、参照。
19 日本看護協会のホームページ(http://nintei.nurse.or.jp/nursing/qualification/cons)、堀井　2012年b、中根・林　2012年、酒井、2011年、参照。
20 日本看護協会のホームページ(http://nintei.nurse.or.jp/nursing/qualification/cons)、堀井　2012年b、中根・林　2012年、酒井、2011年、参照。

さらに学びたい人のために

茂野香おる著者代表『看護学概論』医学書院，2012年
　▷看護学概論の標準的な教科書。看護の制度から倫理まで広い範囲の知識が得られる。

松木光子編『看護倫理学——看護実践における倫理的基盤』ヌーヴェルヒロカワ，2010年
　▷看護倫理の教科書だが、看護の制度、法律などについても解説している。

石井トク『看護の倫理学　第2版』丸善出版，2008年
　▷看護の倫理や法などを、事例を挙げてわかり易く解説している。

野﨑和義・柳井圭子『看護のための法学　第3版——自律的・主体的な看護をめざして』ミネルヴァ書房，2013年
　▷看護に関する法律の解説書はたくさんあるが、最近のものとして上記を挙げておく。

第8章
生殖医療

はじめに

　本章では、生殖医療の倫理について述べる。生殖医療としては、生殖補助医療、出生前診断、着床前診断などを取り上げる。

　生殖補助医療(assisted reproductive technology: ART)とは、「妊娠を成立させるためにヒト卵子と精子、あるいは胚を体外で取り扱うことを含むすべての治療あるいは方法」である、と国際生殖補助技術監視委員会・世界保健機関(WHO)は定義している。たとえば、人工授精、体外受精、代理懐胎などがある[1]。出生前診断や着床前診断は、胎児や胚の疾患などを早期に診断するための技術である。

　まず、人工授精(Ⅰ)、体外受精(Ⅱ)、代理懐胎(Ⅲ)に関わる倫理問題を概観する。そして、人工妊娠中絶(Ⅳ)、および、出生前診断、着床前診断(Ⅴ)に関わる倫理問題について述べる。

(Ⅰ)人工授精

人工授精とは

　不妊とは、生殖可能な年齢の男女が妊娠を希望して性生活を営んでいるにもかかわらず、二年以上経過しても妊娠しない状態のことである。約10%のカップルに生じるとされる。不妊のうち男性側に原因があるものが約24%、女性側に原因があるものが約41%、両方に原因があるものが約24%、残りは原因不明である[2]。

不妊を治療する方法の一つに人工授精がある。人工授精とは、性交以外の方法で精液を膣に注入することであり、不妊の原因が男性側にある場合に用いられる。人工授精には、夫の精子を用いる配偶者間人工授精（artificial insemination with husband's semen: AIH）と夫以外の男性（ドナーという）の精子を用いる非配偶者間人工授精（artificial insemination with donor's semen: AID）とがある。

人工授精は、もともとは家畜の品種改良や繁殖のための技術であったが、人間の不妊を治療するために利用されるようになった。AIHは1799年にイギリスで、AIDは1844年にフランスで、世界初の成功例が報告された。1949年には、慶應義塾大学病院で、日本初のAID児が誕生している[3]。

夫の精子を用いるAIHは、広く受け入れられている。これに対して、AIDの是非については論争がある。

日本には、人工授精を規制する法律はない。日本産婦人科学会会告「非配偶者間人工授精に関する見解」(2006年改定)は、法律上の夫婦に対してのみAIDを実施することを認めている。そして、AIDを実施する医療施設を登録制にすること、感染症などの危険を考慮し、凍結保存精子を使用すること、精子提供者は匿名とするが、実施した医師はその記録を保存することなどを定めている[4]。

人工授精をめぐる倫理的・法的問題

AIHに関しては、倫理的・法的な問題はあまりない。ただし、死亡した夫の精子を用いて子どもをもうけることが許されるか、という問題が生じる。この問題に関して、日本産科婦人科学会会告「精子の凍結保存に関する見解」(2007年)は、「凍結保存精子はそれを提供した男性が死亡をした場合には廃棄する」としている。

AIDに関わる倫理的・法的問題として挙げられるのは、以下のものである。

（1）AIDは、夫以外の男性から精子の提供を受けるので、生殖は夫婦の間で営むものであるという伝統的な考え方に反する。

（2）AIDでは、精子を提供した遺伝上の父と、子を養育する父とが別人になる。どちらが本当の父であろうか。

（3）AIDによって生まれた子が、将来、自らの遺伝上の父を知りたいと望む時、それを知らせるべきか。

（4）AIDでは、同一のドナーの精子が複数回使用される場合がある。また、ドナー自身も子どもをもうけるかもしれない。そのため、遺伝上の父が同一である男女が、偶然出会って結婚する可能性がある。こうした近親婚は、劣性遺伝子の発現頻度が高くなるので、望ましくない。

（5）AIDを用いれば、肌、髪、瞳の色、背の高さ、知能の高さ、運動能力の高さなどの点で、親の望み通りの子ども（デザイナー・ベビー）をつくることができる。デザイナー・ベビーをつくることは許されるのか。

（6）AIDを用いれば、同性愛者や独身者が子どもをもうけることができる。それを許容すべきか。

上に挙げた6つの問題について、順に見ていく。

（1）夫の同意があれば、妻がAIDで子どもをもうけることは、民法上の「不貞行為」に該当しない、と考えられている。しかし、たとえ夫の同意があっても、AIDは、生殖は夫婦の間で営むという伝統的な考え方に反するから許されない、という見解もある[5]。

（2）日本の民法では、婚姻200日以後に妻が産んだAID児は、夫の同意がある場合には、夫の実子として戸籍に登録される。したがって、その子どもの法律上の父は、精子のドナーではなく、AIDを依頼した夫である[6]。

（3）AIDによって生まれた子どもが、将来、自らの遺伝上の父を知りたいと望むとき、それを知らせる理由として挙げられるのは、自らの出自を知る権利があること、それを知らせないと子どもは安定したアイデンティティを形成できないことなどである。他方、ドナーを匿名にする理由として挙げられるのは、ドナーを匿名にしないとドナーの数が減少すると予想されること、AIDによって子どもをもうけた夫婦が、子どもに対するドナーの影響を排除したいと望む場合が多いことなどである[7]。

この点に関して、日本産科婦人科学会会告「非配偶者間の人工授精に関する見解」では、「精子提供者のプライバシー保護のため精子提供者は匿名とする」とした。他方、厚生労働省の厚生科学審議会生殖補助医療部会「精子・卵子・胚の提供等による生殖補助医療制度の整備に関する報告書」(2003年)は、提供は原則として匿名であるが、出生した子が１５歳以上になった場合、提供者に情報の開示を請求することができる、としている。

　(4)近親婚を防ぐために、日本産科婦人科学会会告「非配偶者間人工授精に関する見解」は、同一のドナーの精子を用いたAID児は、10人以内と定めている。それでも、近親婚の可能性は残る[8]。

　(5)デザイナー・ベビーをつくることの問題点の指摘としては、デザイナー・ベビーとして生まれた子どもが、親の期待に応えなければならないというプレッシャーに曝されることになるというもの、親が望んだ性質を備えずに生まれてきた子どもは、自分自身を失敗作だと思うかもしれないというもの、優れた素質の人を増やし劣った質の人を減らすべきだという優生思想に繋がるというものなどがある[9]。

　(6)日本産科婦人科学会会告「非配偶者間人工授精に関する見解」は、AIDの適用を法的に婚姻している夫婦だけに限定している。他方、イギリスなどでは、独身者や同性愛カップルがAIDを用いて子どもをもうけることが認められている[10]。

　独身女性からAIDによって生まれてきた子どもには、法律上の父が存在しない。このことが生まれてきた子どもに及ぼす社会的、精神的影響が懸念されている[11]。

(II)体外受精

体外受精とは

　体外受精(In vitro Fertilization: IVF)とは、体外に取り出した卵子を、培養液のなかで受精させ、分割して胚となった受精卵を子宮内に移植すること

である[12]。具体的には、女性の卵巣から取り出した卵子をシャーレのなかで精子と混ぜて受精させ、4〜8分割になるまで数日間培養して女性の子宮に移植する。体外受精は、これ以外の手段では妊娠の見込みがないと判断される場合に行われる。

1978年に、イギリスで、世界初の体外受精児が誕生した。日本では、1983年に、東北大学病院で、初の体外受精児が誕生した。その後、体外受精児は増加し続け、現在では、年間約二万人の体外受精児が誕生しており、延べ２０万人が出生したとされる[13]。

日本には、体外受精を規制する法律はない。日本産科婦人科学会会告「体外受精・胚移植に関する見解」(1983年(2006年改訂))は、体外受精は、事実婚を含む婚姻している夫婦間においてのみ実施可能であるとした。

しかしながら、この会告を無視して、1983年に、長野県諏訪市の産婦人科医が、非配偶者間体外受精を行い、子どもを誕生させたことを公表した。

厚生労働省の厚生科学審議会生殖補助医療部会「精子・卵子・胚の提供等による生殖補助医療のあり方についての報告書」は、夫婦以外の第三者が提供した精子、卵子、胚を用いる体外受精を、条件付きで認めるべきだとした。日本産科婦人科学会も、2004年に、会告「胚提供による生殖補助医療に関する見解」をまとめ、第三者からの胚提供は認められないとしたが、付帯事項として、これらを容認することを検討課題とした。なお、上述の厚生労働省審議会報告書を基にして、法務省法制審議会生殖補助医療関連親子法制部会が家族法の改正を検討し、中間試案をまとめたが、まだ法制化されていない(2014年3月現在)[14]。

体外受精の倫理的・法的問題

体外受精の倫理的・法的問題点の指摘としては、以下のものがある。

（１）体外受精は、女性へのリスクが大きい。たとえば、体外受精では排卵誘発剤を用いるが、その副作用には、多胎妊娠の増加、卵巣過剰刺激症候群[15]などがある[16]。加えて、体外受精の成功率は20％以下であり、子

どもをもうけるまでに何度も施術を受けなければならない可能性がある。そのため、女性の身体的・精神的な負担は、さらに重いものとなる[17]。

　(2)体外受精では複数の胚を子宮に移植することが原因となって、多胎妊娠を時に引き起こす。多胎妊娠は、妊婦や胎児の生命や健康を危険に曝すので、妊婦の腹部に針を刺して塩化カリウムなどを一部の胎児に注入して殺す減胎手術が時に行われる。減胎手術の倫理的問題点は、一部の胎児を殺すこと、および、どの胎児を救うのかを医師が決めることにある。

　この問題は、日本産科婦人科学会会告「生殖補助医療における多胎妊娠防止に関する見解」(2008年)が、一回に移植する受精卵の数を原則一個(女性の卵子の状況により、二個まで認める)に制限したことにより、一応回避されている[18]。

　(3)体外受精のために凍結保存されたが、用いられなかった胚(いわゆる「余剰」胚)は、他のカップルに提供されるか、廃棄されるか、研究に利用される。胚を廃棄したり、研究に利用したりすれば、人間である胚の尊厳を損なうことになる[19]。

　(4)人工受精の場合と同じように、体外受精でも、半永久的に凍結した精子や卵子を用いるので、精子や卵子の提供者が死亡した後に体外受精によって子どもをつくることが可能である。それは許されるのか[20]。

　(5)体外受精で子どもが得られるまでには多額の医療費がかかり、貧しい人はそれを利用できないので不公平である[21]。

　(6)卵子や胚の提供を受けて体外受精を行う場合、出産する母と子どもとの間に遺伝的な繋がりがない。そこで、誰が本当の母か、という問題が生じる[22]。

(III)代理懐胎

代理懐胎とは

　代理懐胎とは、子どもを持ちたい女性が生殖補助医療の技術を用いて妊

娠・出産することを他の女性に依頼し、生まれた子どもを引き取ることである。代理懐胎には、サロゲート型(代理母)とホスト型(借り腹)とがある。サロゲート型とは、依頼者の夫の精子を代理出産者の子宮に注入して妊娠させ、出産させるものである。ホスト型とは、妻の卵子を体外に取り出し、夫の精子と受精させて生じた胚を、代理出産者の子宮に移植して妊娠させ、出産させるものである[23]。

　日本では、代理懐胎を規制する法律はない。日本産科婦人科学会会告「代理懐胎に関する見解」(2003年)は、有償無償を問わず、代理懐胎を禁止している。また、日本学術会議「生殖補助医療の在り方検討委員会」報告書「代理懐胎を中心とする生殖補助医療の課題――社会的合意に向けて」(2008年)は、「代理懐胎が女性の身体や生命を危険に曝すものであり、倫理的に認められないとして、これを原則禁止する」とした。しかし「(生まれつき子宮がないロキタンスキー症候群、子宮がんなどにより子宮摘出後など)その方法によってしか子どもを持てない場合には、試行的実施により、一定の規制や管理のもとで、代理懐胎を可能にする道を開く」ことを提言した[24]。

代理懐胎をめぐる倫理的・法的問題点

　代理懐胎をめぐる倫理的・法的問題点の指摘としては、以下のものがある[25]。
　(1)代理懐胎は、他人の子宮を孵卵器として利用するものである。このように、他人の身体を自らの目的を達成するための手段としてのみ利用することは、倫理的に許されない[26]。
　(2)妊娠・出産が、代理懐胎者の生命や健康を危険に曝す。
　(3)代理懐胎では、生まれてくる子供の引き渡しが条件となるため、代理懐胎者に対して報酬が支払われた場合、子どもの人身売買になる。
　(4)代理懐胎を依頼する女性には裕福な人が多く、代理懐胎者には貧しい人が多い。こうした代理懐胎は、貧富の格差を固定するので不公平である。

（5）代理懐胎では、出産後、子どもは依頼者夫婦に引き渡される契約になっているが、代理懐胎者が出産した子どもに愛着を感じて、引き渡しを拒否するケースがある。また、依頼者夫婦が離婚して、どちらが子どもを引き取るか争うケースや、子どもに障害があると、依頼者と代理懐胎者の両方が子どもの引き取りを拒否するケースがある。

（6）アメリカでは、妊娠する女性に、産むか産まないかを決定する権利が、憲法上のプライバシー権(自己決定権)として認められている。ところが、代理懐胎者は、自分の意思で中絶することは認められない。逆に、妊娠中に胎児に障害があると判明した場合には、中絶することが契約で決められている場合が多い。したがって、代理懐胎者のプライバシー権が侵害されることになる。

（7）代理懐胎は、親子関係を複雑なものにする。たとえば、第三者から卵子や胚の提供を受けた代理懐胎の場合には、遺伝上の母(卵子や胚の提供者)、出産する母(代理懐胎者)、養育する母(依頼者)が別人になる。

（8）代理懐胎は、生殖を売買の対象にする。本来、生殖は、売買されるべきものではない。

(Ⅳ) 人工妊娠中絶

人工妊娠中絶に関する現状

母体保護法(1948年(2013年改正))によれば、人工妊娠中絶とは、「胎児が、母体外において、生命を保続することができない時期に、人工的に、胎児及びその附属物を母体外に排出することをいう」と定義されている[27]。日本の刑法では、人工妊娠中絶(以下、中絶)は、「堕胎の罪」(刑法第212-216条)として禁止されている。自分で中絶を行った妊婦だけでなく、中絶を行った医療者も処罰の対象となりうる。

だが、1984年に優生保護法(現在の母体保護法)が中絶を条件付きで許容してから、堕胎の罪は、実際には適用されなくなっている。母体保護法が

中絶を許容する条件として挙げているのは、「（1）妊娠の継続または分娩が身体的又は経済的理由により母体の健康を著しく害するおそれがあるもの、（2）暴行若しくは強迫によって又は抵抗若しくは拒絶することができない間に姦淫されて妊娠したもの」(14条)である。ただし、先に見たように、中絶が許容される時期は、「胎児が母体外において、生命を保続することができない時期」である妊娠22週未満に限られている。

上述のように、中絶は法律上、原則的には禁止されているにもかかわらず、年間約20万件(2012年度は19万6639件)、妊娠女性の6人に一人に対して中絶が行われている[28]。その9割は、母体保護法第14条の「経済的理由」を拡大解釈して行われている。

胎児に障害があるなどの理由で行われる中絶を、選択的中絶という。選択的中絶は、法律で認められていないが、実際には、母体保護法第14条の「経済的理由」を拡大解釈して行われている[29]。

胎児の資格

人工妊娠中絶をめぐっては、胚や胎児がいつから人としての資格を認められるのか、が重要な争点になっている。この点に関しては、いくつかの立場がある[30]。

（1）受精の瞬間から人としての資格を認められる。なぜなら、受精により両親とは異なる独自の遺伝情報を持った個体が成立するからである[31]。加えて、受精卵は、無事に成長すれば子どもになるという意味で、子どもになる潜在性を持っているからである。

（2）胚が子宮に着床する確率は約20％であり、残る80％の胚は着床できずに死んでしまう。人として認められるのは、子どもなる可能性が十分に高くなる着床後からである。

（3）受精の14日後までは、胚が二つに割れて双子になる可能性がある。二人の別の人になりうる間は、一人の人とは見なせない。だから、人としての資格を認められるのは、受精の14日後からである。

（4）人として認められるためには、意識、あるいは少なくとも痛みの知

覚を持つ必要がある。意識や、痛みの知覚を持つためには、神経系が必要である。それゆえ、人としての資格を認められるのは、少なくとも神経系の基になる原始線条が形成されてからである。

（5）人としての資格を認められるのは、人の形を整える妊娠第9週頃からである。

（6）胎児が、母体外でも生育できるようになった時、つまり生育可能性（viability）を備えた時から、人として認められる。先に見たように、日本の母体保護法は、この立場をとっている。

（7）誕生の時から、人として認められる。誕生によって、名前を付けられ、戸籍に登録される。こうした仕方で、社会は、誕生した子どもに人としての資格を与えるのである[32]。

これらの見解は、どれも一長一短があり、決着が付いていない[33]。

(V)出生前診断、着床前診断

出生前診断とは

『ステッドマン医学大事典 改訂第6版』（メジカルレヴュー社、2008年）によれば、出生前診断とは、子宮内の胎児疾患、胎児奇形などの診断法である、と定義されている。たとえば、超音波検査、羊水検査、絨毛検査、母体血清マーカー検査などである。

広い意味では、必要に応じて胎内で治療を行ったり、分娩方法を決めたり、出生以後のケアの準備を整えたりするために、妊娠の全期間を通じて行われる検査を含む。狭い意味では、胎児の生命の質(障害など)を理由に行われる選択的中絶のみを目的とした診断技術を指す。

羊水検査は、1950年代半ばに臨床応用が開始された。1967年に、羊水細胞培養が成功したことで、羊水検査が出生前診断に用いられるようになった。1960年代半ばから1970年代半ばにかけ、各地の自治体で出生前診断の普及を目指す「不幸な子どもを産まない運動」なるものが展開され

た。この運動に対しては、障害者団体などが、出生前診断は障害者の抹殺を図る技術だと批判した。こうした批判を受けて1970年代半ばには、多くの自治体が羊水検査を主導しない方針を打ち出した。

1980年代後半に、胎児を傷付ける恐れのない母体血清マーカー検査がイギリスで開発され、1994年に、日本に導入された。さらに、超音波エコーや遺伝子解析技術などが、出生前診断に応用されるようになった。

日本には、出生前診断を規制する法律はない。まず、母体血清マーカー検査に関して、厚生科学審議会先端医療技術評価部会・出生前診断に関する専門委員会報告書「母体血清マーカー検査に関する見解」(1999年)は、「専門的なカウンセリングの体制が十分でないことを踏まえると、医師が妊婦に対して、本検査を勧めるべきではなく、企業等が本検査を勧める文書などを作成・配布することは望ましくない」としている。日本人類遺伝学会倫理審議委員会や、日本婦人科学会も、同様の見解を示している。

羊水検査、絨毛検査などに関しては、日本産婦人科学会会告「出生前に行われる検査および診断に関する見解」(2007年)が、「夫婦からの希望があり、検査について十分な遺伝カウンセリング等による理解が得られた場合に行う」としている[34]。

出生前診断をめぐる議論

選択的中絶を前提として出生前診断を行うことを許容しうる場合があるとする見解には、以下のものがある。

(1)小頭症や脊椎破裂などのように、治療法がなく、長期の生存が見込めない重篤な疾患や障害を持って生まれて来る子どもの多大な苦しみを防ぐためであれば、出生前診断を行うことが許される[35]。

(2)壮絶な闘病生活の末に、遺伝性疾患で子どもを亡くした夫婦が、次の子は健康であってほしいと望む時、彼らの切実な望みを無視することは難しい。

上の(1)に対しては、重度の障害を持つ胎児の選択的中絶を認めてしまうと、それほど重篤でない障害を持つ胎児も中絶されるようになってしま

う、という懸念が表明されている[36]。

　他方、選択的中絶を前提として出生前診断を行うことに反対する見解として挙げられるのは、以下のものである。

　（1）胎児に障害があれば産まないつもりで出生前診断を受けることは、現に生きている障害者が、生まれて来ないほうがよかった、というのと同じである。だから、出生前診断は障害者を差別することである[37]。

　（2）出生前診断が普及すれば、遺伝性疾患の保因者であるカップルは、その疾患を持つ子孫を残さないように社会的圧力をかけられる恐れがある[38]。

　（3）障害のある人が健常な人と同じ社会生活を営めないのは、障害があるからではなくて、社会が健常な人のためにつくられているからである。それゆえ、障害がもたらす害悪をなくす方法は、健常な人を対象にした社会を障害のある人も対象にした社会に変えていくことであり、障害のある人の出生を防ぐことではない[39]。

　（4）障害のある胎児を中絶することは、妊婦に大きな身体的・精神的負担をもたらす[40]。

着床前診断とは

　着床前診断とは、着床していない初期胚を体外受精によりつくり出し、その初期胚の一部の細胞を取り出して遺伝子診断・スクリーニングを行うことである[41]。遺伝子の異常がないと診断された場合のみ、その初期胚を子宮内へ移植することになる。

　この技術を用いれば、重篤な遺伝性疾患を持つ子どもの出生を回避することだけでなく、骨髄移植や臓器移植が必要な長子に骨髄や臓器を提供するドナーとなる子ども（ドナー・ベビー）を誕生させることや、親が望む性別の子どもを産むこと（男女産み分け）なども可能になる。

　日本では、着床前診断を規制する法律は存在しない。日本産科婦人科学会会告「『着床前診断』に関する見解」（1998年）は、成人前に生命の危機を迎えるような重篤な遺伝性疾患に限って着床前診断の実施を認めたが、

2006年の改定では、転座による習慣性流産についても着床前診断の実施を認めた。ただし、一件ごとに事前に学会に申請し、個別に審査したうえで、承認を受ける必要があるとしている。しかし、学会の会告は、法的拘束力を持っているわけではないので、会告に反して着床前診断を行おうとする医師を止めることはできない[42]。

着床前診断をめぐる議論

重篤な遺伝性疾患などを持つ子どもの出生を回避するために着床前診断を行うことを、時に許容する見解としては、以下のものがある。

(1)出生前診断で胎児に重篤な遺伝性疾患があると判明すれば、中絶を行う場合がある。だが、着床前診断であれば、着床に先立って胎児の病気の有無がわかるので中絶せずにすむ。そのため、中絶に伴う身体的・精神的な負担を回避することができる[43]。

(2)出生前診断は現実に行われている。出生前診断を許容する一方で、着床前診断を禁止する十分な理由はない[44]。

他方、重篤な遺伝性疾患などを持つ子どもの出生を回避するために着床前診断を行うことに反対する見解としては、110頁で述べた出生前診断に反対する4つの見解以外に、以下のものがある[45]。

(1)着床前診断が、それによって生まれて来る子どもの健康に、長期的に見てどのような影響を与えるのかが明らかでない。

(2)着床前診断で、胚は診断の単なる手段として生み出される。人間である胚を、単なる手段として扱うことは、人間の尊厳の侵害に該当する。

(3)着床前診断には、高額の医療費がかかる。そのため、それを利用できるのは裕福な人だけである。これは不公平である。

つぎに、着床前診断の技術を用いてドナー・ベビーをつくることを支持する見解としては、ある子どもを救うために、誕生後の弟や妹をドナーにすることが許されるのであれば、ドナー・ベビーをつくることも許される、というものなどがある[46]。

他方、ドナー・ベビーをつくることに反対する見解としては、以下のも

のがある[47]。

（１）生まれて来る子どもを、長子を治療するための単なる道具として扱っている。人間を単なる道具として扱うことは、人間の尊厳の侵害に該当する。

（２）長子とＨＬＡ型が一致しない胚は、たとえ正常なものでも廃棄されることになる。これは、人間である胚の尊厳を損なう。

（３）ドナー・ベビーとして生まれて来た子どもは、自分が治療の道具にすぎないと考えて、自分に固有の価値を見出せなくなる。

つぎに、着床前診断の技術を用いて男女産み分けを行うことを許容する見解としては、子どもの性別を選ぶのは両親の自由であるというものがある。他方、男女産み分けに反対する見解としては、（１）男女産み分けを認めると、男女の数のバランスが崩れるというもの、（２）男女産み分けを認めると、親が子どもの様々な性質を選ぶデザイナー・ベビー（第11章、参照）を認めることになるが、これは望ましくない、というものなどがある[48]。

註と引用参考文献

1　Cf. Zegers-Hochschild & Adamson& de Mouzon, et. al. 2009. 菅沼　2012年、参照。
2　柴原　2011年、参照。
3　松井　2012年、小林　2010年b、葛生・河見・伊佐　2009年、参照。
4　本田　2010年、小林　2010年b、葛生・河見・伊佐　2009年、参照。
5　小林　2010年a、葛生・河見・伊佐　2009年、参照。
6　AIDへの同意により、夫は民法第772条の嫡出推定と同じ効果を受ける、あるいは第776条の嫡出推定が類推される（葛生・河見・伊佐　2009年、参照）。
7　長沖　2012年、本田　2010年、葛生・河見・伊佐　2009年、参照。
8　葛生・河見・伊佐　2009年、参照。
9　児玉・なつたか　2013年、小林　2010年a、参照。
10　葛生・河見・伊佐　2009年、参照。
11　小林　2010年b、参照。
12　『ステッドマン医学大事典　改訂第6版』（メジカルレヴュー社、2008年）によれば、体外受精とは、「採卵された卵（通常、複数）を培養液中で精子を加えて受精させる過

程。従って、胚となった受精卵を子宮内に移植し分娩を期待する」と定義されている。
13　松井　2012年、柴原　2011年、小林　2010年b、参照。
14　本田　2010年、葛生・河見・伊佐　2009年、神里　2008年、参照。
15　日本産科婦人科学会によれば、卵巣過剰刺激症候群とは、「排卵誘発により過剰に刺激された卵巣が腫大し、さまざまな症状を呈してくる医原性の疾患」であると定義されている。卵巣過剰刺激症候群は、重症化すると血栓症、腎不全、呼吸不全など生命予後に関わる合併症を併発することがある（Cf. http://www.jsoq.or.jp/PDE/61/6110-495.pdfseai）。
16　菅沼　2008年、参照。
17　葛生・河見・伊佐　2009年、奈良・堂囿　2005年、参照。
18　本田　2010年、吉武　2011年、葛生・河見・伊佐　2009年、参照。
19　松井　2012年、本田　2010年、奈良・堂囿　2005年、参照。
20　本田　2010年、葛生・河見・伊佐　2009年、奈良・堂囿　2005年、参照。
21　斎藤仲道　2009年、参照。
22　本田　2010年、葛生・河見・伊佐　2009年、参照。
23　小林　2010年b、葛生・河見・伊佐　2009年、参照。
24　葛生・河見・伊佐　2009年、参照。
25　仙波　2012年、小門　2011年、小林　2010年b、葛生・河見・伊佐　2009年、参照。
26　小島・黒崎　2014年、遠矢　2014年、小門　2011年、参照。
27　「胎児が、母体外で生命を保続できない時期」の基準は、通常妊娠22週未満である、と1990年の厚生省事務次官通達で定められている（厚生省発健医第55号）。
28　厚生労働省「衛生行政報告例」による（斎藤有紀子　2014年、参照）。
29　小林　2010年b、葛生・河見・伊佐　2009年、参照。
30　Cf. Hope & Savulescu & Hendrick 2008．今井道夫　2011年、小林　2010年b、葛生・河見・伊佐　2009年、奈良・堂囿　2005年、参照。
31　精子には父の遺伝情報の半分が含まれ、卵子には母の遺伝情報の半分が含まれている。受精卵は、これらの遺伝情報を合わせたものを持つ。
32　日本の刑法は、この立場をとっている、と考えられる。
33　仮に胎児が人としての資格を持つと認めたとしても、妊娠している女性に依存しなければ生きていけないので、その女性には中絶するかしないかを決定する権利がある、という議論もある（Cf. Thomson 1971．児玉・なつたか　2013年、参照）。
34　齋藤由紀子　2014年、吉武　2011年、渡部　2011年、千葉　2010年、小林　2010年a、香川　2009年、斎藤仲道　2009年、参照。
35　小林　2010年a、盛永　2001年、参照。
36　小林　2010年a、盛永　2001年、参照。
37　これに対する反論として、女性が障害児の出生を回避することを認める一方で、障害者に対する福祉政策を充実させればよいという、「ダブルスタンダード」と呼ばれる見解がある。ダブルスタンダードに対しては、それが実現困難である、という批

判がある。というのは、選択的中絶によって特定の障害を持つ子どもの数が減ると、その障害を治療できる専門医の数が減り、その障害を持つ子どもの福祉が損なわれるからである(小林　2010年a、参照)。
38　小林　2010年a、盛永　2001年、参照。
39　渡部　2011年、参照。
40　前掲書、参照。
41　伊藤　2006年、参照。
42　実際に、2004年2月、神戸市の産婦人科医が、2002年から三例、着床前診断を実施していたことが発覚した。また、2006年5月には、長野県諏訪市の産婦人科医が、習慣性流産の夫婦11組に対して、日本産科婦人科学会の承認を得ずに着床前診断を行っていたことが明らかになった(杉浦　2012年、小林　2010年a、斎藤仲道　2009年、参照)。
43　小林　2010年a、盛永　2001年、参照。
44　盛永　2001年、参照。
45　杉浦　2012年、小林　2010年a、盛永　2001年、参照。
46　Cf. European Society of Human Reproduction and Embryology (ESHRE) 2006.
47　*Ibid.* 児玉・なつたか　2013年、小林　2010年a、参照。
48　児玉・なつたか　2013年、小林　2010年a、参照。

さらに学びたい人のために

菅沼信彦・盛永審一郎責任編集『シリーズ生命倫理学　第6巻　生殖医療』丸善出版, 2012年
　▷医学、法学、倫理学、社会学などの専門家による、最新の知見を踏まえた論集。

小林亜津子『生殖医療はヒトを幸せにするのか――生命倫理から考える』光文社, 2014年
　▷生殖医療をめぐるモラル・ジレンマを考えるために役立つ。読み物としても楽しい。

町野朔・水野紀子・辰井聡子・米村滋人『生殖医療と法　医療・医学研究と法1』信山社, 2010年
　▷政府の報告書、裁判例、医学会の指針、日本学術会議の報告書などの重要な資料とその解説。

江口聡編・監訳『妊娠中絶の生命倫理――哲学者たちは何を議論したか』勁草書房, 2011年。
　▷英米倫理学における、妊娠中絶に関する重要論文の翻訳。賛成派・反対派の双方の議論を知ることができる。

第9章
移植医療

はじめに

　本章では、移植医療をめぐる倫理について述べる。移植医療とは、臓器移植という技術を用いる医療である[1]。臓器移植とは、ある部位または他の人から採った組織や臓器を、他の部位に植え付けることである[2]。臓器を提供する人をドナー、移植を受ける人をレシピエントと呼ぶ。

　まず、三種類の臓器移植について説明する(Ⅰ)。つぎに、臓器移植、および、それと密接に関わる脳死をめぐる歴史をたどる(Ⅱ)。そして、臓器移植に関する日本の現行法である、改正臓器移植法について述べる(Ⅲ)。最後に、臓器移植をめぐる倫理問題を概観する(Ⅳ)。

(Ⅰ)臓器移植とは

様々な臓器移植

　臓器移植とは、ある人の臓器を別の人に移植することである。臓器を提供する人をドナー、移植を受ける人をレシピエントと呼ぶ。臓器移植には、(1)心臓死した死体から摘出された臓器を用いる移植、(2)生きているドナーから摘出された臓器を用いる移植(生体移植)、(3)脳死体から摘出された臓器を用いる移植がある[3]。

　心臓死(三徴候死)とは、循環と呼吸機能との不可逆的な停止であると定義されている[4]。この定義を満たしていることの生理学的な基準は、心臓、肺などの機能の不可逆的な停止である。そして、この基準を満たしている

かどうかは、心拍の停止、自発呼吸の停止、瞳孔散大という三つの徴候によって判定される[5]。

心臓死した死体から移植できる臓器には、眼の角膜や腎臓などがある。日本では、角膜の移植については、1958年に「角膜移植に関する法律」で認められた。この法律は、1979年に「角膜及び腎臓の移植に関する法律」として制定しなおされた。これは移植のために「死体から眼球又は腎臓を摘出すること等につき必要な事項を規定する」ものであった。この法律は、後述の「臓器の移植に関する法律」(1997年(2009年改正))に統合され、同法の施行に伴って廃止された[6]。

(2)生体移植とは、生体から摘出した臓器を移植することである。生体移植では、二つある腎臓の片方、あるいは肝臓、肺、膵臓、小腸などの一部が移植される。

日本では、生体移植について定めた法律はない[7]。行政のガイドラインとしては、「臓器の移植に関する法律の運用に関する指針」(1997年(2012年一部改正))のうち、ガイドライン第13「生体からの臓器移植の取り扱いに関する事項」がある。ガイドライン第13の1は、生体移植が例外的な医療行為であり、かつ補充的な性格(やむをえない場合に限定されるべきこと)を持つものであるとしている[8]。また、「日本移植学会倫理指針」(2003年(2012年一部改正))も「健常であるドナーに侵襲を及ぼすような医療行為は本来望ましくないと考える。とくに、臓器の摘出によって、生体の機能に著しい影響を与える危険性が高い場合には、これを避けるべきである」としている。

(3)後述のアメリカ大統領委員会報告書「死を定義する」(1981年)によれば、脳死とは、「全体としての有機体の統合された機能の永続的な停止」であると定義された[9]。全体としての有機体の統合された機能とは、肝臓、腎臓、皮膚といった様々な臓器の機能を調整し、組織化する機能である[10]。

上の定義を満たす生理学的な基準とは、呼吸や循環機能などを司る脳幹を含む、全脳の機能の不可逆的な停止である。というのは、脳が有機体と

しての統合的機能を司る唯一の器官であると考えられるからである。

　そして、この基準を満たすかどうかは、脳幹の機能の停止を示す脳幹反射の消失、自発呼吸の停止や、大脳の機能の停止を示す平坦な脳波などによって判定される。6時間以上の間隔を開けて再度判定することによって、それらの機能の停止が不可逆的である、と経験に基づいて判定される[11]。

　上の定義に鑑みれば、脳死は、大脳の機能のみが失われた持続性意識障害(いわゆる植物状態)とは異なる。

　脳死になると、通常は数日から数週間で心臓が停止するとされる。脳死は、交通事故で頭を強打したり、窒息や脳梗塞などで脳に酸素が供給されなくなったりすると起こる。そうなるのは、全死亡者のうち約1%である[12]。

　脳死体からは、肝臓、肺、膵臓、腎臓など様々な臓器が移植できる。とくに、心臓は、脳死体からしか移植できない。

　日本では、1997年に、後で述べる「臓器の移植に関する法律」(1997年(2009年改正))が成立し、一定の条件の下で脳死体からの移植が法的に認められている。2013年には、国内で47件の脳死臓器移植が行われた。2012年までに行われた脳死臓器移植の総数は165件である[13]。

(II)臓器移植の歴史と脳死

　臓器移植をめぐる倫理問題を考察するためには、臓器移植の歴史を知る必要がある。加えて、脳死を人の死とする考え方は、移植用の臓器を確保するために考え出されたものである。したがって、この考え方を理解するためには、臓器移植の歴史を知る必要がある。そこで、その歴史を手短にたどることにしたい。

世界における臓器移植の歴史

　臓器移植のはじまりは、20世紀の初めに、フランスの外科医カレル(Alexis Carrel)やオーストリアの外科医ウルマン(Emerich Ulman)が動物に腎

移植などを行ったことである。とくに、カレルが開発した血管吻合法は、臓器移植を行うためになくてはならないものである。というのは、移植臓器の血管とレシピエントの血管とを縫合して血流を維持しなければ、移植臓器は機能しないからである[14]。

だが、血管吻合法が開発されても、移植臓器に対する拒絶反応を抑制することができなかったため、臓器移植は成功しなかった。1949年に拒絶反応の正体が免疫反応であることが判明し、1954年に、外科医のマレー(Joseph Edward Murray)らが、一卵性双生児の間で腎臓移植を成功させた。この移植が成功したのは、一卵性双生児なので、拒絶反応が起こらなかったからである。

1960年に、免疫反応を抑制する薬剤であるアザチオプリンなどが開発された。しかし、アザチオプリンなどには強い副作用があったため、術後3ヶ月の生存者は10％未満であった[15,16]。

1978年に臨床応用されたシクロスポリンという免疫抑制剤は、副作用が比較的軽いため、臓器移植の生存率を飛躍的に向上させた。こうして、臓器移植は医療として定着したのである[17]。

臓器移植と脳死

脳の機能が停止すると、通常は呼吸が停止し、間もなく心臓も停止する。だが、1950年代になると、人工呼吸器、昇圧剤、中心静脈栄養、人工透析などの生命維持治療が進歩して、脳の機能が停止しても心臓が拍動している状態が出現した。この状態は、初めは超昏睡あるいは不可逆的昏睡と呼ばれ、後に脳死と呼ばれるようになる。

ところで、心臓移植では、心停止した人から取り出した心臓を移植しても、成功は期待できないが、超昏睡の人のまだ拍動している心臓を移植すれば成功が期待できる。心臓以外でも、超昏睡の人の臓器は、心停止した人の臓器よりも「新鮮」であるため、移植の成功率が高くなる。そこで、超昏睡の人から移植用の臓器を取り出せばよい、という考えが提案された。しかし、超昏睡の人が生きているとすれば、その臓器を取り出す医師は、

殺人罪などに問われる危険がある。そのような危険を回避するために、超昏睡は脳死と呼び替えられ、人の死である、と唱えられるようになる[18]。

脳死が人の死という考え方を初めて明確に提示したのは、「不可逆的昏睡の定義——脳死の定義を検討するためのハーバード大学医学部特別委員会報告書」(1968年)である。そのなかで、(1)外的刺激への無反応、(2)運動や呼吸の欠如、(3)無反射、(4)平坦な脳波の4つの項目を、人の死の基準とすることが提案された[19]。

しかし、この報告書には、以下のような問題点があった。第一に、この報告書は、脳死を人の死であるとして、脳死の判定基準を提示してはいたが、脳死が人の死である理由を提示していない。第二に、参考文献として挙げられたのは、医学論文ではなく、ローマ教皇の演説だけである。

これらの問題点を持つ、ハーバード大学医学部特別委員会報告書が公表された後も、混乱が収まらなかった。そこで、この問題を審議するために、1980年に「医学、生物医学、行動科学に関する倫理問題研究のための大統領委員会」(以下、大統領委員会)が設置された。1981年に、大統領委員会は、報告書「死を定義する」を公表した。そのなかで、「(1)循環機能と呼吸機能が不可逆的に停止した者、あるいは、(2)脳幹を含む全脳の機能が不可逆的に停止した者、これらは死んだものとする。死の決定は、受け入れられている医学的な基準に照らして行わなければならない」とする「死の決定に関する統一法」を提示し、その採択を全米の各州に勧告した[20]。

上の大統領委員会報告書は、身体の有機的統合性という概念を導入した。有機的統合性とは、身体のすべての部分が連関してはじめて生み出され、全体としての有機体が維持されるという性質である。具体的には、身体の内部環境の恒常性(一定の範囲の状態に維持されていること)や、身体と外部環境との相互作用の持続などを指す。有機的統合性の概念を導入することによって、大統領委員会報告書は、脳死が人の死であるとする次のような議論を構築した。すなわち、(1)人の死は、有機的統合性の不可逆的な消失である。(2)有機的統合性を司る唯一の器官は、脳である。したがって、(3)脳の機能が不可逆的に停止した、脳死状態の人は死んでいる[21]。

大統領委員会報告書が提案した「死の決定に関する統一法」は、アメリカのすべての州で採択された。そして、世界中の多くの国が同様の法律を採択した。こうして、脳死は人の死である、とする合意が形成されたかに見えた。

ところが近年、死の定義をめぐる論争がアメリカを中心に再び盛んになっている[22]。脳死をめぐるこれらの議論については、本章(Ⅳ)で述べる。

日本における臓器移植の歴史と脳死

1964年に、東京大学病院で慢性腎不全の患者に対して日本初の生体腎移植が行われた。1968年に、札幌医科大学病院で、後に和田移植と呼ばれることになる日本初の心臓移植が行われた。海水浴で溺れて心肺停止した21歳のドナーから心臓を移植された18歳のレシピエントは、約80日間生存した。しかし、後にドナーが本当に死んでいたのか(心肺蘇生できたのではないか)が問題となり、執刀医の和田医師は殺人罪と業務上過失致死罪とで刑事告発されたが、証拠不十分で不起訴となった。この事件は大きな社会問題となり、移植医療に対する市民の不信を生み出した[23]。

1983年に、厚生省に大臣諮問機関「生命と倫理に関する懇談会」が設置され、竹内一夫を班長に脳死判定基準を検討する「脳死に関する研究班」が発足した。この研究班は、1985年に「脳死の判定指針および判定基準」(いわゆる竹内基準)を発表した。

1990年3月、「脳死及び臓器移植に係る社会情勢の変化にかんがみ、臓器移植の分野における生命倫理に配慮した適正な医療の確立に資するため」に脳死臨調(臨時脳死及び臓器移植調査会)が設置された。脳死臨調は、1992年1月に、答申「脳死及び臓器移植に関する重要事項について」をまとめた。そのなかで、脳死については、「医学的に見ると脳死をもって人の死とすることが合理的である」が、それとともに、「脳死をもって社会的・法的にも人の死とすることは妥当な見解であると思われ、」また、「脳死をもって人の死とすることについては概ね社会的に受容され合意されている

といってよいものと思われる」と述べられている[24]。

臓器移植に関する法律

1997年に、「臓器移植に関する法律」(以下、臓器移植法)が成立した。生体移植に関しては臓器売買の禁止以外には規定がなく、基本的には、脳死体からの移植と心臓死した死体からの移植とに関するものである。この法律の主要な規定は、以下のものである。

（１）「脳死した者の身体とは、その身体から移植術に使用される前の臓器が摘出されることになる者であって脳幹を含む全脳の機能が不可逆的に停止するに至った者の身体である」と定義した。この定義は、脳死が人の死かどうかを曖昧にしたまま、臓器摘出の場合に限って脳死を死とするかどうかの選択を本人に委ねているように見える。

（２）本人(ドナー)の意思の尊重を基本理念に掲げ(第二条第一項)、脳死後に臓器を提供すること、および、その前提となる脳死判定を受けることについて、本人が生前にそれを承諾する意思を書面で行い、しかも家族がそれを拒否していないことを求めた。

（３）臓器売買を禁止し、レシピエントの選択は、日本臓器移植ネットワークという政府が認可した機関を通じて公平かつ適正に行わなければならない、とした[25]。

この点に関連して、「『臓器移植に関する法律』の運用に関するガイドライン」(1997年)は、ドナーの生前の意思によって、臓器を親族に優先的に提供することは、当面は見合わせるとした。

（４）本人(ドナー)の明示的な意思表示がない場合、および、本人が１５歳未満である場合には、脳死状態からの臓器摘出を行えないとした。

上の法律の施行後も、脳死臓器移植は、国内で年間１０件程度しか行われなかった。そのため、多くの人が、海外に渡航して臓器移植を受けることになった。2008年に、国際移植学会は、「臓器取引と移植ツーリズムに関するイスタンブール宣言」を採択し、臓器売買を禁止するとともに、移植臓器を国内で供給するように勧告した[26]。

(Ⅲ)改正臓器移植法

　こうした状況を背景に、2009年に、臓器移植法が改正された。主要な改正点は以下の通りである[27]。

　(1)1997年の臓器移植法は、「脳死した者の身体」を「死体」に含めた点で、脳死を人の死と認めていたものの、「脳死した者の身体」というためには、「その身体から移植術に使用されるための臓器が摘出されることとなる者であって」とされていたので、臓器移植の場面に限って脳死が人の死と認められていた。

　これに対して、改正法は、「その身体から移植術に使用されるための臓器が摘出されることになる者であって」という部分を削除し、臓器移植の場面に限って脳死を人の死と認めるという限定を外した。これにより、脳死は一律に人の死であるという解釈も可能になった。

　しかし、厚生労働省「『臓器の移植に関する法律』の運用に関する指針」(1997年(2012年一部改正))は、「法は、臓器移植の適正な実施に関して必要な事項を定めるものであり、脳死下での臓器移植にかかわらない一般の脳死判定について定めるものではないこと。このため、治療方針の決定等のために行われる一般の脳死判定については、従来どおりの取り扱いで差し支えないこと」として、脳死は一律に人の死という前提に立っているのではないとしている[28]。

　(2)1997年の臓器移植法は、本人の承諾と家族の承諾との両方がある場合に限って、臓器の摘出を認めるものであった。これに対して、2009年の改正法は、本人の承諾がなくても家族の承諾があれば、臓器の摘出を認めている[29]。

　(3)ドナーの生前の意思表示によって、臓器を親族に優先的に提供することが可能になった[30]。

　(4)15歳未満の子どもからの脳死臓器移植が認められた[31]。

　2010年7月17日に改正法が全面施行されて以降、2013年12月末までの脳死下での提供事例は165例で、年間の提供事例数は約5倍に増加した。

しかし、心停止後の提供事例数が減少したため、2013年の(眼球の提供を除く)死体臓器の提供事例数は、改正法の施行前よりも減少した[32]。

(Ⅳ) 臓器移植の倫理問題

臓器移植の倫理問題として、まず脳死臓器移植の倫理問題について述べる。つぎに、生体移植の倫理問題について述べる。

脳死臓器移植の倫理問題

脳死臓器移植に関する倫理問題には、死の定義をめぐるものと、それ以外のものとがある。

死の定義をめぐる問題のうちで、最も重要なものは、脳死は人の死か、というものである。この問題を取り上げる前に、(1)人の死は定義できるのか、(2)死の時点を特定できるのか、という問題について見ておく。

(1)脳死が人の死であるとする論者は、人の死は一義的に定義できる、という前提の上に立っている。他方、死の定義は価値観の問題であり、その価値観は多様であるから、脳死、心臓死などいくつかの考え方のうちどれを採用するのかは各人に委ねるべきだ、とする論者もいる。

(2)死はいつ起きたのかを特定できる「出来事」であるという見解と、生から死へのプロセスは連続的であるため、死の時点を特定できないという見解とが対立している[33]。

つぎに、脳死は人の死か、という問題に関する議論を概観する。本章(Ⅱ)で見たように、アメリカ大統領委員会報告書「死を定義する」(1981年)は、①人の死とは有機的統合性の不可逆的な消失である。②有機的統合性を司る唯一の器官は脳である、③したがって、脳の機能が不可逆的に停止した脳死状態の人は死んでいる、と論じている。

これに対する反論には、以下のものがある[34]。

(1)有機的統合性は、原理的には機械で代用可能である。したがって、脳死になった人でも、有機的統合性の機能を代替する機械(人工脳幹)を付

ければ、生きているといえる。

（２）現行の死の判定基準(113頁、参照)を満たしても、大脳の一部(脳下垂体後葉)から抗利尿ホルモンを分泌している人がいることが知られている。こうした人は、脳の機能が一部残存しているので、脳死であるとはいえない[35]。

（３）神経内科医のシューモン(Alan D. Shewmon)によると、これまで脳死の人は、数日で心停止を来すといわれてきたにもかかわらず、一週間以上、心臓が拍動し続けた人が175人いたとされる[36]。一番長く生きた人は、4歳の時に脳髄膜炎で脳死と診断された男性で、2004年1月に心停止するまで、21年間脳死状態を持続した。4歳の時に15kgだった体重が60kgに増加し、身長も150cmになり第二次性徴が現れた。有機的統合性が維持されていなければ、これほど長く生きて成長することはありえない。したがって、この男性は、脳死状態であるにもかかわらず、有機的統合性を維持していた、と考えられる。だとすれば、脳は、有機的統合性を司る唯一の器官ではない、ということになる。

（４）有機的統合性の具体例として、身体の内部環境を一定の状態に維持する恒常性、免疫反応、傷口の自然治癒などがある。これらは、脳死の人でも維持されている。したがって、脳死の人は、有機的統合性を維持しているので、死んでいるとはいえない。

上の反論を受けて、「死の決定に関する論議——アメリカ大統領生命倫理評議会白書」(2008年)は、「有機的統合性概念への依存と、脳が生命諸機能を統合するものだとする誤った想定を放棄する」としたが、脳死を人の死とするという立場は維持しようとして、次のように論じた。(1)死とは、人間に生まれつき備わっている、生きようとする本源的な能力、すなわち感じられたニーズ、衝動などの不可逆的な消失である。というのは、これらが消失すると生きていけなくなるからである。(2)こうした本源的な能力は、外界からの刺激や情報を受容する開放性と、外界からの必要物の獲得という、人間の基本的な働きを生み出す。(3)この基本的な働きとして挙げられるのは、意識と自発呼吸である。(4)意識と呼吸との消失によっ

て、生きようとする本源的な能力の消失が確認できるので、意識と呼吸との不可逆的な消失は死を意味する。したがって、(5)意識と自発呼吸を不可逆的に消失した脳死の人は死んでいる[37]。

　この見解に対する批判には、(1)人間の基本的な働きが、意識と自発呼吸だけに限定される理由が明らかでないというもの、(2)長期脳死の事例を挙げて脳死が人の死ではないとするシューモンに対して、正面から応えていないというものなどがある[38]。

　脳死臓器移植をめぐる倫理問題には、上に見た死の定義をめぐるもの以外に、以下のものがある[39]。(1)脳死臓器移植を成功させようとして、脳死になりそうな患者に対する治療を尽くさないで、脳死判定を急いでしまう恐れがある。(2)脳死状態の人から移植用の臓器を摘出することを認めれば、持続性昏睡状態(いわゆる植物状態)の患者からの臓器摘出に対する歯止めが利かなくなる。(3)患者の生命を助けるはずの医師が、脳死を判定して移植のために臓器を摘出することは、医療に対する不信感をもたらす。

生体移植の倫理問題

　生体移植に関わる倫理問題の指摘としては、以下のものがある[40]。

　(1)ドナーの健康が損なわれる恐れがある。ドナーの術後の症状として、傷口のひきつれや麻痺、ケロイド、疲れやすさ、腹部の膨満感などがある。生体肝移植のドナーが死亡した例もある。それにもかかわらず、ドナーの長期的な健康調査やケアは、十分に行われていない。

　(2)自分の臓器を提供しなければ家族が死ぬという状況で、臓器の提供を拒否することは困難である。また、臓器を提供するように家族や親族から心理的なプレッシャーをかけられるケースがある。

　(3)ドナーに対する経済的な負担がある。ドナーになることに伴う費用が、保険などでカバーされていない。また、ドナーが死亡したり重度の障害が残ったりした場合に、国内の生命保険などでは死亡保障や入院給付金などが支給されない。

(4) 家族がいない人や、家族のなかにドナーになれる人がいない人は、生体移植を受けられないので、不公平である。

註と引用参考文献

1　児玉・なつたか　2013年、参照。
2　『ステッドマン医学大事典　改訂第6版』(メジカルレヴュー社、2008年)、参照。
3　古川　2013年、児玉・なつたか　2013年、松田・川村・渡辺　2010年、参照。
4　Cf. The President's Council on Bioethics 2008.
5　死の定義に関する議論では、死の定義、基準、判定法を区別するのが一般的である。死の定義とは、個体の死とは何かという問いに対する答えである。死の基準とは、上の定義を満たす生理学的な基準である。死の判定法とは、上の基準を満たすことの医学的判定法である(Cf. President's Commission for the Study of Ethical Problems in Medicine and Biomedical and Behavioral Research 1981. 児玉・なつたか　2013年、児玉2005年a、加藤　1999年、参照)。
6　今井道夫　2011年、参照。
7　ただし、「臓器の移植に関する法律」のうち「基本的理念」の一部(第2条第2項「移植術に使用されるための臓器の提供は、任意でなされたものでなければならない」、同第3項「臓器の移植は、移植術に使用されるための臓器が人道的精神に基づいて提供されるものであることにかんがみ、移植術を必要とする者に対して適切に行われなければならない」、第4条「医師は、臓器の移植を行うに当っては、診療上必要な注意を払うとともに、移植術を受ける者又はその家族に対して必要な説明を行い、その理解を得るように努めなければならない」)、および、臓器売買等の禁止(第11条)が、生体移植に対しても適用される(城下　2012年、参照)。
8　「生体からの臓器移植は、健常な提供者に侵襲を及ぼすことから、やむを得ない場合に例外として実施されるものであること」とされる。城下　2012年、金川　2008年、参照。
9　Cf. President's Commission for the Study of Ethical Problems in Medicine and Behavioral Research 1981. ただし、本章(Ⅲ)で見るように、The President's Council on Bioethics 2008は、別の見解をとっている。
10　Cf. President's Commission for the Study of Ethical Problems in Medicine and Behavioral Research 1981.
11　法的な脳死判定は、次のように行われる。必要な知識と経験を持つ、移植とは無関係な二名以上の医師が、深昏睡、瞳孔の固定と散大、脳幹反射の消失、平坦脳波、自発呼吸の停止などを確認する。以上の項目を、6時間以上の間隔を開けて再度判定する。ただし、6歳未満では24時間以上の間隔をあける(厚生労働省科学研究補助金厚生労働科学研究事業「臓器提供施設における院内体制整備に関する研究」「脳死判定基準マニュアル化に関する研究班」報告書「法的脳死判定マニュアル」(2010

年)、児玉・なつたか　2013年、参照)。再度判定するまでの間隔が6時間というのは、全脳の機能の停止が不可逆的であることを保証するためには短すぎる、という指摘もある(Cf. The President's Council on Bioethics 2008)。
12　香川　2009年、参照。
13　日本移植学会　2013年、日本臓器移植ネットワークＨＰ(http://www.jotnw.or.jp/)、参照。
14　古川　2013年、小松美彦　2012年a、参照。
15　小松美彦　2012年a、香川　2009年、参照。
16　1967年、南アフリカの外科医バーナード(Christian Barnard)が人間から人間への心臓移植を行った。その後の1年間に100件以上の心臓移植が行われた。そのなかには、後述の札幌医科大学で行われた日本初の心臓移植(後に和田移植と呼ばれるもの)が含まれている。しかし、当時の心臓移植は、多額の費用がかかるわりに術後の成績が悪かったため、しだいに行われなくなった(小松美彦　2012年a、香川　2009年、参照)。
17　古川　2013年、香川　2009年、香川　2001年、参照。
18　唐澤　2012年、小松美彦　2012年a、香川　2009年、参照。
19　以後、脳死という言葉が、不可逆的昏睡という言葉に代わって用いられ、人の死を定義するもの見なされるようになる(小松美彦　2012年a、香川　2009年、参照)。
20　小松美彦　2012年a、香川　2009年、参照。
21　小松美彦　2012年a、参照。
22　児玉　2008年、参照。
23　児玉・なつたか　2013年、杉谷　2012年、参照。
24　丸山　2012年a、参照。
25　児玉・なつたか　2013年、丸山　2012年a、金　2011年、辰井　2010年、参照。
26　児玉・なつたか　2013年、丸山　2012年a、金　2011年、辰井　2010年、参照。
27　有馬　2014年、黒崎　2014年、町野　2013年、丸山　2012年a、金　2011年、辰井　2010年、葛生・河見・伊佐　2009年、参照。
28　これに対する批判としては、以下のものがある。上の改正法によれば、脳死を一律に人の死とはせず、臓器移植の場合に限って、脳死を人の死とするかどうかを、ドナー本人の選択に委ねることになる。これは、死んではない人を、臓器移植のために死んだと見なすということである。死んでいない人から臓器を摘出して死に至らしめることは、殺人に該当するので許されない(辰井　2010年、葛生・河見・伊佐　2000年、参照)。
29　これに対する批判としては、以下のものがある。上の改正法によれば、ドナー本人が脳死後の臓器提供を拒否する意思を表明していない場合、家族が承諾すれば、脳死後に臓器提供できる、とされている。これは、ドナー本人が臓器提供について何も言っていないのだから、それを承諾しているという意味だとすれば、甚だしいフィクションであって、本人の意思を尊重しているとはいえない。あるいは、ドナー本人が臓器提供について何も言っていない場合には家族が決定するという意味だとすれば、尊重されているのは本人の意思ではなく、家族の意思である。いずれ

にしても、臓器移植法の基本理念である「本人の意思の尊重」がないがしろにされている（有馬　2014年、葛生・河見・伊佐　2009年、参照）。
30　これに対する批判としては、親族への優先的な提供を認めると、臓器を提供してくれる親族がいない人は移植を受けられないので、不公平であるというものがある（児玉・なつたか　2013年、参照）。
31　小児からの脳死臓器移植に関する問題点の指摘としては、以下のものがある。（1）小児の脳は可塑性に富んでおり回復力が大きいので、脳死判定を正確に行うことが困難である。（2）親の虐待のせいで小児が脳死になった場合、移植によって虐待が隠蔽される恐れがある。（3）脳死が一律に人の死ではないとすれば、脳死臓器移植を承諾するという意思表示は、死の選択という意味を持つ。そのような重大な選択を、小さな子どもに委ねるわけにはいかない（有馬　2014年、丸山　2012年、辰井　2010年、参照）。
32　日本臓器移植学会「臓器移植ファクトブック」(http://www.ans.or.jp/jst/pro8.htm1)。
33　児玉　2008年、参照。
34　Cf. Shewmon 1998, Jonsen 1998. 小松美彦　2012年a、小松美彦　2012年b、児玉　2008年、参照。
35　この点に関連して、哲学者の小出泰士は、「脳について現在分かっているほんの一部の機能のそのまた一部の機能に関して反応の無いことを調べただけで、なぜ脳全体が死んでいると断言できるのだろうか？」という疑問を投げかけている（小出　2005年、参照）。
36　シューモンは、このようなケースを長期脳死と呼ぶ。
37　Cf. The President's Council on Bioethics 2008. 小松美彦　2012年a、小松美彦　2012年b、参照。
38　小松美彦　2012年a、小松美彦　2012年b、参照。
39　児玉・なつたか　2013年、小松美彦　2012年b、児玉　2005年a、参照。
40　有馬　2014年、児玉・なつたか　2013年、武藤　2009年、参照。

さらに学びたい人のために

倉持武・丸山英二責任編集『シリーズ生命倫理学　第3巻　脳死・臓器移植』丸善出版、2012年
　▷移植医療の臨床家、法学者、倫理学者、社会学者などによる、最新の知見を踏まえた論集。

The President's Council on Bioethics, *Controversies in the Determination of Death: A White Paper by the President's Council on Bioethics*, 2008（上竹正躬訳『脳死論争で臓器移植はどうなるか——生命倫理に関する大統領評議会白書』篠原出版、2010年）
　▷脳死は人の死であるという見解を擁護した、アメリカの大統領評議会報告書。

厚生省健康政策局総務課『死の定義——アメリカ、スウェーデンからの報告』第一法規出版, 1991年
　▷アメリカの大統領評議会報告書(1981年)、およびスウェーデン死の定義委員会報告書(1984年)。

第10章
終末期医療

はじめに

　本章では、終末期医療の倫理について述べる。終末期医療とは、終末期に行われるのが適切と考えられる医療である。

　以下、まず、終末期とは何かを、関連するガイドラインなどで見る（Ⅰ）。つぎに、終末期医療においてとりわけ重要になる緩和ケア（Ⅱ）、終末期医療の限界状況で必要となるセデーション（鎮静）（Ⅲ）、終末期医療におけるインフォームド・コンセントの一つのあり方であるリビングウイル・事前指示（Ⅳ）について説明する。最後に、安楽死・尊厳死について述べる（Ⅴ）。

（Ⅰ）終末期医療とは

　終末期医療とは、終末期医療において行われるのが適切と考えられる医療である。では、終末期とは何か。厚生労働省「終末期医療の決定プロセスに関するガイドライン解説編」(2007年)では、次のように述べられている。「終末期には、がんの末期のように、予後が数日から長くとも２−３ヶ月と予測ができる場合、慢性疾患の急性増悪を繰り返し予後不良に陥る場合、脳血管疾患や老衰など数ヶ月から数年にかけ死を迎える場合があります。どのような状態が終末期かは、患者の状態を踏まえて、医療・ケアチームの適切かつ妥当な判断によるべき事柄です」。つまり、終末期には、様々な場合があるので、一義的に定義することは困難である。そこで、患者が終末期にあるかどうかは、医療・ケアチームが十分な根拠に基づいて判定すべき事柄である、というのである[1]。

(II) 緩和ケア

緩和ケアとは

　終末期医療において、とくに重要になるのが緩和ケアである[2]。緩和ケアという言葉は、ホスピス緩和ケア、ホスピスケアなどという言葉としばしば明確な区別なしに用いられている。世界保健機構(WHO)によれば、「緩和ケアとは、生命を脅かす疾患による問題に直面している患者とその家族に対して、痛みやその他の身体的問題、心理的・社会的問題、スピリチュアルな問題を早期に発見し、的確な評価と治療を行うことによって、苦しみを予防し和らげることで、生活の質を改善するアプローチである」と定義されている[3]。痛み以外の身体的問題としては、呼吸困難、喘鳴、全身の倦怠感、悪心・嘔吐など、様々なものが考えられる。心理的・社会的問題としては、抑うつ、不安などと、それらの背景にある、病気や将来についての恐怖、家族や家計の心配、人間関係の葛藤などが挙げられるであろう[4]。スピリチュアルな問題とは、自分の生と死の意味や価値に関わるものである[5]。

　上の定義に続けて、緩和ケアは「痛みおよびその他の苦しい症状を緩和する。生を肯定し死にゆくことを正常な過程と見なす。死を早めることも遅らせることも意図しない。患者のケアの心理的な側面とスピリチュアルな側面を統合する。患者が死ぬまで可能な限り積極的に生きることを支援する体制を整える。患者が病気を患っている期間および患者の死別後に、患者の家族が困難に対処するのを支援する体制を整える。患者と家族のニーズに応えるためにチーム・アプローチを採用し、適応があれば遺族に対するカウンセリングも行う。生活の質を改善し、病気の経過に善い影響を及ぼしもするだろう。化学療法、放射線療法のような延命を意図する他の治療と併用して病気の経過の早期にも適用可能であり、苦痛をもたらす合併症を一層よく理解し管理するために必要な研究を含む」と述べられている。

　したがって、緩和ケアの特徴は、（1）患者が自らの生を全うして安らか

な死を迎えるのを援助すること、（2）患者の苦痛を身体的な側面だけでなく、心理的・社会的な側面、スピリチュアルな側面も含めて総合的に捉えること、（3）医療、看護、介護、福祉などを含むチーム医療であること、（4）がん患者だけでなく、（AIDS、神経筋疾患、慢性閉塞性肺疾患、慢性心不全、認知症、肝不全など）生命を脅かす様々な疾患の患者やその家族・遺族も対象とすること、（5）病気の早期から実施されることなどである、と考えられる。

緩和ケアの形態として、緩和ケア病棟、病院内の緩和ケアチーム、専門外来、訪問診療・看護・介護、デイケアなど在宅療養を支援するサービスなどがある。

世界における歴史

緩和ケアという言葉の最初の使用は、1974年にマウント(Balfour Mount)が、モントリオールのロイヤルビクトリア病院に開設した病棟を緩和ケア病棟と名付けたことである。しかし、緩和ケアと呼べる実践は、すでに1960年代から行われていた。20世紀中頃になると、イギリスなどでは感染症による死亡数が減少し、がんによる死亡数が増加した。こうした状況に対応して聖ジョセフ・ホスピスなどでは、末期がんの疼痛緩和の研究と実践が行われた。そこで経験を積んだソンダース(Cicely Saunders)は、1967年にロンドン郊外のシドナムに聖クリストファー・ホスピスを開設した。そこで彼女は、緩和ケアの基礎を築き、その普及に貢献した。

アメリカに緩和ケアを導入したのは、ソンダースに学んだウォルド(Florence Wald)が、1974年にコネティカット州ニューヘブンに設立したコネチカット・ホスピスやニューヨークの聖ルカ病院に設置された緩和ケアチームなどである。1982年に、緩和ケアは公的医療保険であるメディケアに組込まれ、急速に普及していった。カナダでは、聖クリストファー・ホスピスで学んだ上述のマウントが、1974年にモントリオールのロイヤルビクトリア病院にホスピス病棟を開設した。フランス語でホスピスは老

人ホームなどを意味したので、マウントは自分たちの病棟をホスピスではなく緩和ケア病棟と名付けた。緩和ケアという言葉は、医療者に広く受け入れられた。そして、緩和ケアは、ホスピスを担ってきた人たちと、がん治療の専門医とが協力する場になった。

日本における歴史・現状・展望

1973年に柏木哲夫は、大阪府の淀川キリスト教病院で緩和ケアを開始した。1981年には、原義雄が静岡県の聖隷三方原病院にホスピス病棟を開設した。1987年には、日本で最初の国立のホスピス病棟が、千葉県の国立療養所松戸病院に開設された。

1990年には、厚生省が、一定の基準を満たした施設に対する診療報酬として緩和ケア病棟入院料を設定した。以後、緩和ケア病棟の数は急速に増加していった（1990年には5施設117病床だった緩和ケア病棟は、2012年には225施設・4473床となった）。2002年の診療報酬改定では一般病床の入院患者に対する緩和ケアチームによるケアが、2006年の診療報酬改定では在宅での緩和ケアが、保険診療制度に組み込まれた。

2007年に施行された「がん対策基本法」では、どの施設、どの地域でも質の高いがん医療を受けられるようにする「がん医療の均てん化の促進等」の一環として、「国及び地方公共団体は、がん患者の状況に応じて疼痛等の緩和を目的とする医療が早期から適切に行われるようにすること」が明記された[6]。

現状の問題点として挙げられるのは、（1）日本の医療用麻薬の消費量が欧米に比べて少ないことから、がん性疼痛の緩和が十分に行われていないと推測されること、（2）緩和ケアが必ずしも病気の早期から行われていないこと、（3）施設や地域によってケアの質に差があること、（4）緩和ケアの質を継続的に評価し改善する体制が整っていないこと、（5）一般の人々が緩和ケアについて十分に理解していないこと、（6）がんの死亡者のうち、緩和ケアを受けられる人の割合がまだ低いこと、（7）遺族の精神的ケアが十分に行われていないこと、（8）がんやAIDS以外の疾患の患者に十分な

緩和ケアが行われていないことなどである。今後、緩和ケアの対象が様々な疾患に拡大し、在宅ケアの重要性が増すことが予想される[7]。

(Ⅲ) セデーション (鎮静)

日本緩和医学会「苦痛緩和のための鎮静に関するガイドライン」(2010年)によれば、セデーション(鎮静)とは、「苦痛緩和を目的として患者の意識を低下させる薬物を投与すること、あるいは、苦痛緩和のために投与した薬物によって生じた意識の低下を意図的に維持すること」と定義されている。つまり、セデーション(鎮静)とは、苦痛緩和を目的として、患者の意識をもうろうとさせたり、眠らせたりする鎮静薬を投与すること、および、鎮痛薬など、苦痛緩和のために投与した薬剤の副作用で、患者の意識が低下した時に、苦痛緩和を目的として、その状態を意図的に維持することである。

鎮静は、様式によって持続的鎮静と間欠的鎮静に分類される。持続的鎮静とは、中止する時期をあらかじめ定めずに、意識の低下を継続して維持する鎮静である。間欠的鎮静とは、一定期間意識の低下をもたらした後に薬物を中止・減量して、意識の低下しない時間を確保する鎮静である。また、鎮静は、その水準によって、深い鎮静と浅い鎮静に分類される。深い鎮静とは、言語的・非言語的コミュニケーションができないような、深い意識の低下をもたらす鎮静である。浅い鎮静とは、言語的・非言語的コミュニケーションができる程度の、軽度の意識の低下をもたらす鎮静である。

セデーション(鎮静)をめぐる倫理的問題

鎮静がもたらす善い結果は、苦痛の緩和である。他方、鎮静がもたらす悪い結果として挙げられるのは、患者の意識レベルを低下させ、結果として周囲の人との交流のような当人の人格的活動をおぼつかなくさせること(とりわけ深い持続的鎮静の場合には、意識がある生を終わらせることになる)、

および、持続的な深い鎮静が、患者の生命を短縮する稀な場合があることである[8]。

そこで、二つの倫理的な問いが生じる。第一に、このように、鎮静は患者に利益だけでなく害悪ももたらすため、それを許容するための条件は何かというものであり、第二に、持続的な深い鎮静と、致死薬を注射するなどして生命を断つことによって患者を苦痛から解放する積極的安楽死とを明確に区別できるのかというものである。

第一の問いに対して、日本緩和医療学会のガイドラインは、鎮静が妥当となる三つの条件を挙げている。

「(1)意図 苦痛緩和を目的としていること。

(2)自律性(①または②)かつ③

①患者に意思決定能力がある場合、益と害について必要な情報を知らされたうえでの、苦痛緩和に必要な鎮静を希望する明確な意思表示がある。

②患者に意思決定能力がない場合、患者の価値観や以前に患者が表明していた意思に照らし合わせて、当該の状況で苦痛緩和に必要な鎮静を希望するであろうことが合理性をもって推定できる。

③家族の同意がある。

(3)相応性

患者の苦痛緩和を目指す諸選択肢のなかで、鎮静が相対的に最善と評価される。鎮静は、患者の意識を下げ、人間的な生活を難しくするという害を伴って、苦痛緩和という益を得るものであるため、そのような害を伴わずに苦痛緩和を達成できるほかの方法がなく、かつ、そのような害に甘んじてでも緩和を必要とするほどに苦痛が耐えがたい状況で、初めて相対的に最善となる。

また、鎮静が相対的に最善である場合でも、耐え難い苦痛の緩和が達成できる限りで、鎮静を実施する時間は持続的よりは間欠的のほうが、また、鎮静の目標とする意識の低下は深いよりはできるだけ浅いほうが、人間的な生活(コミュニケーション能力)を確保するという観点から望ましい」。

以上のように、鎮静が妥当となる条件として挙げられているのは、(1)苦痛緩和を目的としているという意図、(2)患者と家族が同意しているという自律性、(3)苦痛緩和を目指す選択肢のなかで鎮静が最善であるという相応性である。

さらに、持続的な深い鎮静と、生命を断つことによって患者を苦痛から解放する積極的安楽死(本章(Ⅴ)、参照)とを明確に区別できるのかという第二の問いに対して、上述のガイドラインは次のように答えている。「鎮静と積極的安楽死は、意図(意識を下げることによる苦痛緩和vs死による苦痛緩和)、方法(苦痛が緩和されるだけの鎮静薬の投与vs致死性薬物の投与)、および、成功した場合の結果(苦痛が緩和された生vs死による苦痛の終わり)の3点において異なる医療行為である」。

鎮静が患者の死を早める稀なケースについていえば、深い持続的な鎮静と積極的安楽死をその「方法」や「成功した場合の結果」の観点から区別できるかどうかについて疑問の余地がある。まず、苦痛が緩和されるのに十分な量の鎮静薬は死を早める量ともなりうる。また、成功した場合の結果は、どちらのケースでも早められた死である。したがって、鎮静が患者の死を早める稀なケースと積極的安楽死とを明確に区別できるのかどうかに関しては、議論の余地がある[9]。

しかし、上述のような害悪を伴う持続的鎮静以外には患者の耐え難い苦痛を緩和できる方法がない場合に、その鎮静を行わなければ、患者の耐え難い苦痛を放置するという受け入れがたい結果に行き着く。

結局のところ、利益が最も大きく、害悪が最も小さい方法を選択するしかないであろう[10]。

(Ⅳ)リビングウイル・事前指示

リビングウイル、事前指示とは

終末期におけるインフォームド・コンセントの一つのあり方として、リ

ビングウイルあるいは事前指示というものがある[11]。厚生労働省「終末期医療のあり方に関する報告書」(2011年)によれば、リビングウイルとは、「治る見込みがなく、死期が近いときに、延命医療を拒否することをあらかじめ書面に記しておき、本人の意思を直接確かめられないときにはその書面にしたがって治療方針を決定する方法」であるとされる。また、事前指示あるいは事前の意思表示 (advance directive) とは、患者が、意思決定能力を失った場合の終末期医療に関する意向を、あらかじめ表明しておく口頭または書面の意思表示である (ただし、advance directiveを書面の意思表示に限定する用語法もある)。事前指示には、内容指示と代理人指示がある。内容指示とは、患者が特定の延命医療を望んだり拒否したりする状況を指定しておくものである。代理人指示とは、決定を行う代理人を指定しておくものである[12]。上述の定義によれば、リビングウイルは内容的指示の一種であるといえる。

リビングウイル、事前指示の背景には、患者が判断能力を備えている時に行った決定は、判断能力を失った場合でも拘束力を持つ、という考え方がある。この考え方は、判断能力のある患者が行った決定を尊重すべきであるという自律尊重原則(第1章、参照)を、患者が判断能力を失った場合にまで拡張したものである、といえる[13]。

日本の事情

事前指示は、一定の要件を備えていれば法的に有効であると考えられるが、日本には事前指示に関する法律がないため、その法的有効性に対する疑問も呈されている。

事前指示に関わる裁判例として、東海大学事件判決(第10章(V)、参照)がある。この判決は、延命治療の中止が許容されるための要件の一つとして、「治療行為の中止を求める患者の意思表示が存在し、それは治療行為の中止をおこなう時点で存在すること」を挙げ、「中止を検討する段階で患者の明確な意思表示が存在しないときには、患者の推定的意思によることを是認してよい」とした。そして、患者による事前の意思表示は、治療の中

止を検討する時に患者の推定意思を認定するのに有力な証拠になるとした。

終末期医療に関する近年のガイドラインも事前指示に言及している。たとえば、日本医師会第X次生命倫理懇談会答申「終末期医療に関するガイドライン」(2008年)は、終末期の治療行為の差控えや中止に関して、「患者の口頭による意思表示のほかに、患者が正常な判断ができない状態では、患者の事前の文書による意思表示を確認することが重要である」としている。また、日本学術会議「終末期医療のあり方について」(2008年)は、「緩和医療が十分に提供されていても、延命医療を拒否し、その結果、死期が早まることを容認する患者には、リビングウイルも含めその意思に従い、延命医療を中止する」としている[14]。

以上のように、関連する裁判例やガイドラインは、終末期の治療行為の差控えや中止に関連してリビングウイル・事前指示を重視している。ただし、これらの規定には法的な拘束力はない。

厚生労働省「終末期医療のあり方に関する報告書」(2011年)によれば、リビングウイルの考え方を支持する一般国民(非医療従事者)の割合は62％であった。しかし、リビングウイルの法制化については、一般国民の62％が否定的であり、「法律を制定しなくても、医師が家族と相談の上その希望を尊重して治療方針を決定する」という回答を選択した[15]。

問題点と注意点

事前指示の主要な問題点の指摘は、事前指示が患者の自己決定を尊重するために役立たないというものである。第一に、患者が将来の状況を正確に予想して、その状況で行うべき治療を適切に指示することは困難である。第二に、患者は、事前指示を作成した後に、考えを変えるかもしれない。また、事前指示を作成した後に新しい治療法が開発されるなど、周囲の状況が変化するかもしれない。さらに、患者が事前指示を作成した後に認知症になるなどして、その人格が顕著に変容するかもしれない。こうした現実を踏まえないと、前に作成した事前指示によって後の自分が拘束される恐れがある[16]。

これらの問題点を克服するために、以下の方策が考えられる。（1）事前指示を作成する際には、患者が治療チームとよく話し合う。（2）患者が治療チームや家族と相談しながら、事前指示を定期的に見なおす。また、事前指示を作成した後に患者の人格が顕著に変容し、しかも本人に苦痛がない場合には事前指示を適用しない。

これらの対策を講じたうえで、さらに以下の点に注意を払うべきである。まず、治療チームが事前指示について患者に説明する時には、それを作成したくないという患者の意向も尊重する。また、事前指示を適用する時には、患者の家族と治療チームが、患者の真意を汲み取るように事前指示を解釈する[17]。

（V）安楽死・尊厳死

安楽死とは

安楽死とは、死期が目前に迫っている病者が激烈な肉体的苦痛に襲われている場合に、その依頼に基づいて苦痛を緩和・除去することにより安らかな死に至らしめる行為である[18]。安楽死の類型としては、（致死薬を注射するなどして）生命を断つことによって患者を苦痛から解放する積極的安楽死、延命治療をしないことにより患者の死期を早める消極的安楽死[19]、（鎮痛薬や鎮静薬など）苦痛を緩和する薬剤の副作用として患者の死期を早める間接的安楽死などがある[20]。

積極的安楽死

以下、安楽死として最も頻繁に議論されている積極的安楽死に関する、日本の法律、裁判例、ガイドラインなどについて述べる。

積極的安楽死は、同意殺人罪（刑202条後段）に該当する可能性がある。医師による積極的安楽死の裁判例としては、東海大学病院事件がある。多発性骨髄腫の末期状態で意識レベルが低下した患者に対して、家族の依頼

に基づいて、点滴及びフォーリーカテーテルを取り外し、次いで呼吸抑制の副作用のある鎮痛剤を注射して患者を死亡させた本件について、判決（横浜地判平成7年3月28日判時1530号28頁）は、積極的安楽死が許容される要件として、（1）患者が耐え難い肉体的苦痛に苦しんでいること、（2）死が避けられず、死期が迫っていること、（3）患者の肉体的苦痛を緩和・除去するために方法を尽くし他に代替手段がないこと、（4）生命の短縮を承諾する患者の明示の意思表示が存在することを挙げたうえで、本件では（1）、（3）、（4）の要件を満たさないため、殺人罪が成立するとした。ただし、本判決は地裁レベルのものである。

　終末期医療に関するガイドラインは、どれも積極的安楽死には慎重な姿勢をとっている。たとえば厚生労働省「終末期医療の決定プロセスのあり方に関するガイドライン」（2007年）は、「積極的安楽死は対象としていない」としている。また、日本医師会第X次生命倫理懇談会「終末期医療に関するガイドライン」（2008年）は、「いかなる場合においても、治療の中止以上に死期を早める処置（積極的安楽死など）は実施しない」としている。なお、安楽死に相当する行為を合法化している国には、オランダ、ベルギー、ルクセンブルクがある[21]。

　積極的安楽死許容論として挙げられるのは、（1）患者の自己決定権に基づくもの、（2）健康な人は自殺できる以上、死にたくても自殺できない患者に積極的安楽死を許容しないのは不公平だというもの、（3）消極的安楽死と積極的安楽死はいずれも死期を早める以上、消極的安楽死が許容されるとするならば、積極的安楽死も同様に認められるべきだというものなどである。他方、積極的安楽死反対論として挙げられるのは、（1）積極的安楽死が認められるようになると、死を望んでいない患者が安楽死と称して殺されたり、あるいは積極的安楽死を選ぶように家族や社会からプレッシャーをかけられたりするというもの、（2）医師は命を守る職業であるから、殺しに手を貸すべきではないというもの、（3）苦痛を緩和する医療が十分に発達してきているので、安楽死は必要がないというものなどがある[22]。

尊厳死

　尊厳死とは、回復の見込みがない末期状態の患者に対して、延命治療を開始せず、あるいは開始した延命治療を中止して、人間としての尊厳を損なわずに死を迎えさせることである。尊厳死は、患者に意識がない場合が多く本人の真意や肉体的苦痛の有無を確認するのが困難である点、および患者の死期が切迫しているとは限らない点で、安楽死とは異なる。

　日本では、尊厳死法制化の動きはあるが実現はしていない。尊厳死に関わる裁判例には、以下のものがある。(1)先に見た東海大学病院事件に対する判決は、傍論において、患者の自己決定権と、「意味のない治療行為をおこなうことはもはや義務ではないという」医師の治療義務の限界とを根拠として、延命治療の中止を認めた。その許容要件は、①患者が回復不能な末期状態にあること、②治療中止を求める患者の意思表示が、中止の時点で存在すること、③中止される処置はすべてのものを含むことである。②に関連して本判決は、「中止を検討する段階で患者の明確な意思表示が存在しないときには、患者の推定意思によることを是認してよい」とする。そして、患者による事前の意思表示は治療の中止を検討するときに患者の推定意思を認定するのに有力な証拠になるとし、それがない場合には家族の意思表示から患者の意思を推定することが許されるとした。(2)気管支喘息に伴う低酸素性脳損傷で意識が回復しない患者に対し、気管内チューブを抜去、鎮静薬を多量投与し、最終的に筋弛緩剤の投与により患者を窒息死させた川崎協同病院事件に対する第1審判決(横浜地判平成17年3月25日判時1909号130頁)は、「治療中止は、患者の自己決定の尊重と医学的判断に基づく治療義務の限界とを根拠として認められる」とした。そして、患者の自己決定が認められるための前提として、患者が回復不能で死期が切迫していること、それを患者が正確に理解し判断能力を保持していることを挙げた。そのうえで、本件では患者の死期が切迫しているとは認めらない等の理由で、気管内チューブの抜去と筋弛緩剤の投与とを合わせて殺人罪が成立するとした。高裁判決(東京高判平成19年2月28日判タ1237

号153頁)も、ほぼ同様の理由から殺人罪の成立を認めたが、尊厳死の問題については尊厳死法の制定やガイドラインの策定が必要であり、司法が抜本的な解決を図るような問題ではないと述べた。最高裁判決(最決平成21年12月7日判時2066号159頁)は、被害者の回復可能性・死期の切迫性と、被害者の推定的意思とが確認されていないので、本件の抜管行為は法的に許容されないとしたが、治療中止の一般的な許容要件を明示することは避けた[23]。

　上述の厚生労働省「終末期医療の決定プロセスに関するガイドライン」は、基本方針として、「(1)医師等の医療従事者から適切な情報の提供と説明がなされ、それに基づいて患者が医療従事者と話し合いを行い、患者本人による決定を基本としたうえで、終末期医療を進めることが最も重要な原則である。(2)終末期医療における医療行為の開始・不開始、医療内容の変更、医療行為の中止等は、多専門職種の医療従事者から構成される医療・ケアチームによって、医学的妥当性と適切性を基に慎重に判断すべきである。(3)医療・ケアチームにより可能な限り疼痛やその他の不快な症状を十分に緩和し、患者・家族の精神的・社会的な援助も含めた総合的な医療及びケアを行うことが必要である」としている。その要点は、(1)患者が医療者と話し合ったうえで行った決定を尊重すること、(2)医師単独ではなく医療・ケアチームで対応すること、(3)緩和ケアを充実させることである[24]。

　このほか、日本医師会、日本学術会議、全日本病院協会、日本老年医学会、日本集中医療学会、日本救急医学会、日本緩和医療学会などが治療中止の決定プロセスについて定めているが、法的拘束力は持たない。

註と引用参考文献

1　また、日本医師会第X次生命倫理懇談会「終末期医療に関するガイドラインについて」(2008年)では、「あえて終末期医療の定義をしていないが、終末期は多様であり、患者の状態を踏まえて、医療・ケアチームで判断すべきであると考える」としたうえで、日本医師会「グランドデザイン2007—各論」(2007年)の定義を参照す

るように求めている。
　日本医師会の「グランドデザイン2007―各論」では、終末期を広義のものと狭義のものとに分けて次のように定義している。広義の終末期とは、(1)最善の医療を尽くしても、病状が進行性に悪化することを食い止められず死期を迎えると判断される時期、(2)主治医を含む複数の医師および看護師、その他必要な複数の医療関係者が判断し、患者もしくは患者が意思決定できない場合には患者の意思を推定できる家族等(法的な意味での親族だけでなく、患者が信頼を寄せている人を含む)が(1)を理解し納得した時点で「終末期」が始まる。狭義の終末期とは、「臨死の状態で、死期が切迫している時期」である。
　また、全日本病院協会「終末期医療の指針」(2007年)によれば、「終末期とは、治療効果が期待できず予測される死への対応が必要になった期間をいう」とされる。
　日本学術会議臨床医学委員会終末期医療分科会「終末期医療の在り方について――亜急性型の終末期について」(2008年)は、「人の終末期は実に多様である。終末期には事態の進行速度より急性型(救急医療等)、亜急性型(がん等)、慢性型(高齢者、植物状態、認知症等)がある。各々、特徴的な病態、病勢があり、一律に終末期としてとりまとめるのは難しい」としている。

2　本節の記述は、水野　2013年dを用いた。
3　Cf. http://www.who.int/cancer/palliative/en/.
4　Cf. World Health Organization 1998.
5　窪寺　1997年、参照。
6　「均てん(霑)」とは、「(生物がひとしく雨露の恵みにうるおうように)各人が平等に利益を得ること」である(『広辞苑　第6版』岩波書店、2008年、参照)。
7　(公財)日本ホスピス・緩和ケア研究振興財団「ホスピス緩和ケア白書」編集委員会　2014年、参照。
8　水野　2002年、参照。
9　前掲書、参照。
10　清水　2012年、参照。
11　以下、本節の記述は、水野　2013年eを用いた。
12　三浦　2012年、金川　2008年、水野　2005年b、赤林・甲斐・伊藤・津久井　1997年、参照。
13　Cf. Veach 2003.
14　事前指示に言及した他のガイドラインとして、日本集中医療学会「集中医療における重症患者の末期医療のあり方についての勧告」(2006年)、全日本病院協会「終末期医療の指針」(2007年)、日本救急医学会「救急医療における終末期医療に関する提言」(2007年)などがある(三浦　2012年、参照)。
15　海外の事情について、手短に述べておく。1960年代初頭に、アメリカでリビングウイルの法制化を求める動きが始まった。1973年には、「成年者はすべて、末期状態での生命維持措置の保留または撤去を指示する指示書を作成することができる」として、世界で初めてリビングウイルを法制化したカリフォルニア州の「自然死法」が成立した。その後、リビングウイルはアメリカのすべての州で法制化された。

1983年には、患者が、意思決定能力を将来失った時に自分に代わって医療に関する決定を行う代理人を、あらかじめ指名しておく「医療に関する永続的委任状法」がカリフォルニア州で制定され、以後多くの州で制定された。1990年に、アメリカ政府は「患者の権利法」を制定して、医療機関が、入院する患者に対して、州の法律・判例上認められている医療に関する決定権、特に事前指示書を作成する権利について説明することを義務付けた。アメリカと同様の法律は、フランス、オーストリア、ドイツなどにもある。

16　三浦　2012年、松田・川村・渡辺　2010年、参照。
17　松田・川村・渡辺　2010年、板井　2007年、参照。
18　以下、本節の記述は、水野　2013年cを用いた。手嶋　2011年、千葉　2009年、井田　2008年、甲斐　2003年、中山　2000年、参照。
19　消極的安楽死と、後に述べる尊厳死とを、同一のものとする論者もいる。
20　自発的安楽死(判断能力のある患者が死を要求する場合の安楽死)、非自発的安楽死(患者が意向を表明する能力がない場合の安楽死)、反自発的安楽死(医師などが、判断能力のある患者の望みに反して、安楽死を行うこと)を区別すべきである(Cf. Hope & Saulescu & Hendrick 2008. 水野・前田　2005年、参照)。
21　これらの国の法律は、安楽死の権利を認めているわけではない。生命維持治療を拒否した患者が、耐え難い苦痛を逃れる最後の手段として死を選ぶ時、その死に手を貸した医師の罪を問わないのである(盛永審一郎「終末期医療をめぐる議論」聖教新聞2019年9月4日)。
22　児玉・なつたか　2013年、水野・前田　2005年、参照。この点に関連して、立岩・有馬　2012年、飯田・甲斐　2008年も参照。
23　近年、人工呼吸器の取り外しをめぐる事件が相次いで発生した。たとえば、2006年の射水市民病院事件は、過去数年間に、二人の医師が、意識がなく回復の見込みがない7名の患者の人工呼吸器を取り外して死ぬにまかせた、というものである。医師らは、殺人容疑で書類送検されたが、2009年に不起訴となった。
24　会田　2014年、参照。

さらに学びたい人のために

恒藤暁・内布敦子編『系統看護学講座　別巻　緩和ケア』医学書院，2007年
　▷緩和ケアの標準的な教科書。緩和ケアの倫理についても解説している。

会田薫子『延命医療と臨床現場——人工呼吸器と胃ろうの医療倫理学』東京大学出版会，2011年
　▷インタビュー調査に基づいて、終末期医療の諸問題を詳しく論じている。

甲斐克則編『医事法講座　第4巻　終末期医療と医事法』信山社，2013年
　▷医師、法学者が、終末期医療に関わる国内外の状況を論じた論集。

甲斐克則・谷田憲俊編『シリーズ生命倫理学　第5巻　安楽死・尊厳死』丸善出版，2012年
　▷医師、法学者、倫理学者、宗教学者などが、終末期医療に関わる国内外の状況を論じた論集。

第11章
先端医療

はじめに

　本章では、先端医療の倫理を扱う。先端医療のうち、遺伝診断（Ⅰ）、遺伝子治療（Ⅱ）、再生医療（Ⅲ）を取り上げることにする。そして、再生医療との関連で問題とされるクローン人間の作成の是非（Ⅳ）、再生医療と遺伝子治療との関連で問題とされるエンハンスメント（増進的介入）の是非（Ⅴ）をめぐる議論を概観する。

（Ⅰ）遺伝診断

遺伝診断とは

　遺伝診断とは、遺伝学的検査の結果に基づいて行われる診断である。日本医学会「医療における遺伝学的検査・診断に関するガイドライン」（2011年）では、「本ガイドラインにいう遺伝学的検査とは、ヒト生殖細胞系列における遺伝子変異もしくは染色体異常に関する検査、及びそれに関連する検査を意味している」と定義されている。

　遺伝子変異には、生殖細胞系列変異と体細胞変異とがある。生殖細胞系列変異は、個体を形成するすべての細胞に共通して存在し、遺伝情報として子孫に伝えられうる変異である。この変異は、人体を構成するどの細胞を用いても検査できる。たとえば、遺伝疾患の原因となる遺伝子変異などである。

　他方、体細胞変異は、受精後もしくは出生後に体細胞において後天的に

獲得される変異であり、原則として次世代に受け継がれることはない。主として、悪性腫瘍などに見られる変異である。

遺伝学的検査とは、体細胞変異ではなく、生殖細胞系列変異を明らかにする検査である[1]。

遺伝学的検査は、検査の対象の違いに応じて、分子遺伝学的検査(DNA/RNA検査)、染色体検査、酵素活性や代謝産物などを測定する遺伝生化学的検査などに分けられる。

医療において行われる遺伝学的検査には、すでに発症している患者の診断を目的とした検査のみならず、保因者検査[2]、症状が出る前に行う発症前検査、易罹患性検査[3]、薬理遺伝学検査[4]、生まれる前に行う出生前検査、新生児マススクリーニングなどがある。

遺伝学的検査によって得られる遺伝情報には、それ以外の医療情報にはない次のような特性がある。その特性とは、「生涯変化しないこと、血縁者間で一部共有されていること、血縁関係にある親族の遺伝型や表現型が比較的正確な確率で予測できること、非発症保因者(将来的に発症する可能性はほとんどないが、遺伝子変異を有しており、その変異を次世代に伝える可能性がある者)の診断ができる場合があること、発症する前に将来の発症をほぼ確実に予測することができる場合があること、出生前診断に利用できる場合があること、不適切に扱われた場合には、被検者および被検者の血縁者に社会的不利益がもたらされる可能性があること」である[5]。

遺伝診断に関する倫理的・法的問題

遺伝情報がこれらの特性を持つことから、遺伝診断には次のような倫理的・法的な問題が生じる[6]。

(1) 治療法のない病気の遺伝子を持っていると判明した人に対する対応が困難である。

(2) 遺伝情報を理由に就学、結婚、保険加入などの際に差別される恐れがある。

(3) ある人が遺伝学的検査を受けると、その血縁者の遺伝情報もいやお

うなく明らかになってしまう。

（1）に関しては、自分の遺伝情報について知る権利だけでなく、それを「知らないでいる権利」も尊重されなければならない。加えて、後述の遺伝相談が重要になる。

（2）に関して、上述の日本医学会ガイドラインは、次のように規定している。「遺伝学的検査で得られた個人の遺伝情報は、すべての医療情報と同様に、守秘義務の対象であり、被検者の了解なく血縁者を含む第三者に開示すべきではない」。

（3）に関して、日本医学会ガイドラインは、先の引用に続けて次のように規定している。「被検者の診断結果が血縁者の健康管理に役立ち、その情報なしには有効な予防や治療に結び付けることができないと考えられる場合には、血縁者等に開示することも考慮される。その際、被検者本人の同意を得た後に血縁者等に開示することが原則である。例外的に、被検者の同意が得られない状況下であっても血縁者の不利益を防止する観点から血縁者等への結果開示を考慮する場合がありうる。この場合の血縁者等への開示については、担当する医師の単独の判断ではなく、当該の医療機関の倫理委員会に諮るなどの対応が必要である」。

このように、日本医学会ガイドラインによれば、遺伝情報は、守秘義務に基づいて保護されなければならないが、例外的な場合にはその守秘義務は解除される。

遺伝相談(遺伝カウンセリング)

遺伝相談(遺伝カウンセリング)とは、「疾患の遺伝学的関与について、その医学的影響、心理学的影響および家族への影響が理解し、それに適応していくことを助けるプロセス」である[7]。

遺伝相談が必要となる理由には、以下のものがある[8]。

（1）遺伝の仕組みは複雑であり、遺伝病に偏見を持つ人もいる。そのため、遺伝学的検査の結果について、正確にわかりやすく説明する必要がある。

(2)遺伝診断に関して、上述のような倫理的・法的な問題がある。

(3)医療上の処置やアドバイスだけでなく、心理的・社会的支援を継続する必要がある。

これらの理由から、遺伝相談が重要になる。そこで、厚生労働省「医療・介護関係事業者における個人情報の適切な取り扱いのためのガイドライン」(2004年)は、「医療機関が、遺伝学的検査を行う場合には、臨床遺伝学の専門知識を持つ者により、遺伝カウンセリングを実施する」と定めている[9]。

遺伝相談の担当者として、日本人類遺伝学会と日本遺伝カウンセリング学会が共同で、臨床遺伝専門医と遺伝カウンセラーの認定を行っている。また、2008年の診療報酬改定で、遺伝カウンセリング料が保険収載された[10]。

(II)遺伝子治療

遺伝子治療とは

厚生労働省「遺伝子治療臨床研究に関する指針」(2002年(2008年一部改正))によれば、遺伝子治療とは、「疾病の治療を目的として遺伝子又は遺伝子を導入した細胞を人の体内に投与すること」、および、遺伝標識つまり「疾病の治療法の開発を目的として標識となる遺伝子又は標識となる遺伝子を導入した細胞を人の体内に投与すること」であると定義されている。

遺伝子治療には、生殖細胞系列遺伝子治療と体細胞遺伝子治療とがある。生殖細胞系列遺伝子治療とは、初期胚の段階で遺伝疾患などの原因遺伝子の除去・改変などを行い当人の治療だけでなく次世代への原因遺伝子の引継ぎ防止を目指すものである。生殖細胞系列遺伝子治療は、まだ実現していない。体細胞遺伝子治療とは、体細胞(生殖細胞以外の生体細胞)において遺伝疾患などの原因遺伝子の除去・改変を行うものであり、その除去・改変は次世代に受け継がれない。

体細胞遺伝子治療

　実際に行われている遺伝子治療は、体細胞遺伝子治療のうち、必要なタンパクの産生やがん細胞増殖の抑止などを目的につくられた遺伝子を、ウイルスなどのベクター（運び屋）に組み込んで体内に投与するものだけである。最初は、ADA（アデノシンデアミナーゼ）の遺伝子が欠損しているために免疫不全を起こすADA欠損症などに対して行われ、その後、がんや感染症、循環器疾患などにも応用されるようになった[11]。

　アメリカ国立衛生研究所(NIH)のガイドラインでは、「研究は、あくまで体細胞の遺伝子治療のみを対象とし、この限りにおいては新しい倫理問題は発生しない」としている[12]。だが、ウイルスベクターによるがん化などで死亡例も報告されており、安全性の確保が課題となっている。

　関連する指針としては、文部科学省・厚生労働省「遺伝子治療臨床試験に関する指針」(2002年(2008年一部改正))がある。「遺伝子治療臨床研究は、有効かつ安全なものであることが十分な科学的知見に基づき予測されるものに限る」とされ、品質については、厚生労働省「医薬品の臨床試験の実施の基準に関する省令」および「遺伝子医薬品の品質及び安全性の確保に関する指針」(2002年)に基づいて確認されることになる[13]。

生殖系列細胞遺伝子治療

　生殖系列細胞遺伝子治療は、まだ実用化されていない。その研究の推進を支持する見解として挙げられるのは、医学の進歩に繋がること、遺伝疾患保因者に生殖の可能性を与えること、有害遺伝子を人類遺伝子プールから除去できること、遺伝性疾患の患者の数の減少により医療費や福祉の予算を削減できることなどである[14]。

　他方、生殖系列細胞遺伝子治療には、予測困難な危険が後の世代にも及ぶという問題点がある。そのため、生殖細胞系列遺伝子治療の臨床研究は、「遺伝子治療臨床研究に関する指針」(2002年(2008年一部改正))で禁止されている。

(Ⅲ)再生医療

再生医療とは

総合科学技術会議基本政策推進専門調査会「失われた人体機能を再生する医療の実現」(2008年)によれば、「厳密な意味での組織再生を伴う再生医療」とは、「(1)患者の体外で人工的に培養した幹細胞等を、患者の体内に移植等することで、損傷した臓器や組織を再生し、失われた人体機能を回復させる医療、(2)患者の体外において幹細胞等から人工的に構築した組織を、患者の体内に移植等することで、損傷した臓器や組織を再生し、失われた人体機能を回復させる医療」であると定義されている。(これに加えて、「生きた細胞を組み込んだ機器等を患者の体内に移植等すること又は内因性幹細胞を細胞増殖分化因子により活性化/分化させることにより、損傷した臓器や組織の自己再生能力を活性化することで失われた機能を回復させる医療」も「広義の再生医療」には含まれる)。したがって、再生医療とは、大まかにいえば、患者自身の幹細胞を体外で培養したものなどを用いて、損傷した臓器や組織を再生し、失われた人体の機能を回復させる医療である。

幹細胞とは、自己複製能力(自分と同じ能力を持った細胞を複製する能力)と多分化能(異なる系列の細胞に分化する能力)を持った細胞である[15]。体性幹細胞、胚性幹細胞(ES細胞)、人工多能性細胞(iPS細胞)が含まれる。

体性幹細胞とは、身体のなかに存在する幹細胞で、限定された分化能を持つ。造血幹細胞、神経幹細胞、間葉性幹細胞などが含まれる。たとえば、造血幹細胞は、白血球や赤血球など血液細胞に分化する能力を持つが、神経や軟骨などそれ以外の細胞に分化する能力は持たない。この意味で、限定された分化能を持つ、といわれる。

ES細胞とは、受精卵を培養して得られるある段階の胚(胚盤胞)の一部(内部細胞塊)から樹立された細胞で、未分化の状態でほぼ無限に自己複製する能力と生殖細胞を含むすべての組織・細胞に分化しうる能力とを持つ細胞である[16]。ES細胞には、生殖補助医療で使わないことが決まったい

わゆる「余剰胚」(以下、「余剰胚」)から取り出されるものと、人クローン胚から取り出されるものとがある。人クローン胚とは、核を持つヒトの体細胞を、あらかじめ核を取り除いたヒトの卵子と融合させて生じた胚である[17]。

ヒトiPS細胞とは、人工的に多能性を誘導された幹細胞であり、ES細胞とほぼ同様の能力を持つ細胞である[18]。つまり、iPS細胞とは、人工的につくられた細胞で、神経、心筋などいろいろな組織の細胞に分化する機能(多能性)を持つものである。

再生医療は、臓器移植の二つの問題点を克服すると期待されている。その問題点とは、第一に、他人の臓器を移植された患者に拒絶反応が生じるということである。拒絶反応とは、他人の臓器を移植された身体が、その臓器を異物と認識して、破壊・排除しようとする、一種の免疫反応である。第二に、移植用の臓器が不足しているということである。

第一の問題点に関して、他人の「余剰胚」から得られたES細胞を培養して作成した組織・臓器を患者に移植する場合には拒絶反応が起きるが、患者の体細胞からクローン胚をつくり、そこからES細胞を取り出す場合には、拒絶反応は起きないはずである。また、移植を受ける患者の体細胞からつくったiPS細胞から組織・臓器をつくって患者に戻せば、やはり拒絶反応は起きない、と考えられる。移植用の臓器が不足しているという第二の問題点も、ES細胞やiPS細胞などを培養して組織・臓器をつくることができれば解決するであろう。

そこで、文部科学省は、2003年度から10年計画で「再生医療の実現化プロジェクト」を推進してきた。また、2008年度からは、文部科学省・厚生労働省・経済産業省「失われた人体機能を再生する医療の実現」が5年計画で実施されている。2011年度から文部科学省は、厚生労働省、経済産業省と協働して、「再生医療の実現ハイウェイ」構想を展開している[19]。さらに、2013年に成立した「再生医療推進法」は、生命倫理に配慮しつつ、安全な研究開発や普及に向けて総合的に取り組むこと、その普及を促進する施策を策定・実施する責任が国にあることを定めている[20]。

上述のように、幹細胞は、再生医療に貢献することが期待されている。

しかし、幹細胞のメリットは、それだけではない。幹細胞を用いて、病気の原因を解明したり、薬剤の毒性や副作用を調べたりすることもできる。たとえば、アルツハイマー病の患者の体細胞からiPS細胞をつくり、そこから神経細胞を分化させれば、この病気の細胞が得られる。これを調べれば、病気の原因を突き止め、その治療薬を開発することができる。さらに、その神経細胞を用いて薬剤の副作用などを確かめることができる[21]。

以下、ES細胞、iPS細胞の研究に関わる法律・ガイドライン、および、倫理的・法的な問題について述べる。

ES細胞研究に関わる法律・ガイドライン

（1）「余剰胚」からES細胞を樹立すること、（2）人クローン胚などの胚を作成すること、（3）人クローン胚からES細胞を樹立すること、（4）人クローン胚由来のES細胞から分化させた細胞を人に投与する臨床研究を行うことは、許されているのであろうか。これらの点について、日本の法律やガイドラインは、以下のように定めている。

（1）いわゆる「余剰胚」からES細胞を樹立することは、「ES細胞の樹立及び分配に関する指針」（2001年（2007年改正））で認められている。

（2）「ヒトに関するクローン技術等に関する法律」（2000年）は、文部科学大臣に特定胚の取り扱い等に関する指針の作成を義務付けたうえで、特定胚[22]の取り扱いはその指針に従って行わなければならないとし、特定胚の作成、譲り受け、輸入の際には届出を要するとした。したがって、この法律は、研究目的でのヒト胚の作成を認めている[23]。そして、この法律の委任を受けてつくられた「特定胚の取り扱いに関する指針」（2001年（2009年改正））は、研究目的でのヒト胚の作成を一定の条件の下で認めている。

（3）「ES細胞の樹立及び分配に関する指針」（2001年（2007年改正））、は、人クローン胚からのES細胞の樹立を一定の条件の下で認めている。

（4）「ヒトES細胞の使用に関する指針」（2010年）、「ヒト幹細胞を用いる臨床研究に関する指針」（2006年（2013年改正））、「特定胚の取り扱いに関す

る指針」(2001年(2009年改正))は、基礎的な研究目的での人クローン胚の作成を認めているが、人を対象とする臨床研究のための人クローン胚の作成は認めていない、と考えられる[24]。

ES細胞研究をめぐる倫理的・法的問題

人クローン胚から得られるES細胞を用いた研究に関わる倫理的・法的な問題の指摘としては、以下のものがある[25]。

（1）人クローン胚を破壊することは、人間の生命を奪うことである。

（2）人クローン胚を研究目的でつくって、これを破壊することは、何かの目的のための手段としてのみ用いてはならないはずの人間を、研究という目的の手段としてのみ用いることである。

（3）人クローン胚を用いた研究を認めると、クローン人間がつくられる危険が高まる。

（4）人クローン胚に由来する組織を移植した後に腫瘍ができる可能性がある。

（5）人クローン胚の作成に必要な卵子を提供する女性に(排卵誘発剤などによる)身体的負担や、それに伴う精神的負担をもたらす。

（6）人クローン胚の作成に必要な卵子を提供する女性を、研究という目的の手段としてのみ用いることになる。

（7）ES細胞を用いる研究の利益は、iPS細胞や体性幹細胞などを用いる胚を破壊しない研究によっても得られる。

（1）と（2）が最大の倫理的・法的な問題である。この点に関して、科学技術会議「ヒト胚の取り扱いに関する基本的考え方」(2004年)は、ヒト胚を、「人の生命の萌芽」と位置付けた[26]。そして、「人クローン胚の研究目的での作成・利用については原則認められないが、人々の健康と福祉に関する基本的人権に基づく要請に応えるための研究における作成・利用は、そのような期待が十分な科学的合理性に基づくものであり、かつ社会的に妥当であること等を条件に、例外的に認められ得る」とした[27]。

（3）に関しては、人クローン胚を用いた研究を容認する一方で、クロー

ン人間をつくることを禁止することは可能である、という見解もある[28]。

（4）に関しては、人クローン胚に由来する臓器や組織を移植した場合のリスクは、研究を推進して解決すべき問題である、という見解もある[29]。

（5）と（6）に関して、「ヒトES細胞の樹立及び分配に関する指針」(2001年(2007年改正))は、研究員や家族などからの提供を禁止すること、卵子提供者の理解を助ける説明担当医師とコーディネーターを配置することなどによって、提供者の自発性を確保しようとしている。加えて、女性に新たな負担をかけないために、生殖補助医療や疾患の治療など、他の目的で採取され、すでに廃棄されることが決定した未受精卵の利用だけを認めている。

（7）に関しては、体性幹細胞は、試験管内で増やすことが困難であり、ES細胞のように分化多能性を持たないという指摘がある。また、iPS細胞の性能を調べるためにはES細胞との比較が必要であるとされる[30]。

iPS細胞を用いる研究に関する倫理

iPS細胞を用いる臨床研究は、「ヒト幹細胞を用いる臨床研究に関する指針」(2006年(2010年改正))などによって規制されている。

体細胞からつくることのできるiPS細胞は、ES細胞と異なり、作成過程でヒト胚を破壊することがない。したがって、ES細胞を用いる研究の倫理的な問題のうち、前頁で挙げた（1）と（2）を回避している。加えて、iPS細胞を用いる研究は、卵子を必要としないので、前頁で挙げた（5）、（6）も回避している。

残る問題は、（3′）iPS細胞からヒト生殖細胞を生み出すことができるので、そこからクローン人間がつくられる恐れがあること、および、（4′）iPS細胞に由来する組織を移植した後に腫瘍ができる可能性があることなどである[31]。

(Ⅳ)クローン人間

　いわゆるクローン人間、すなわち人クローン個体とは、特定の人と同一の遺伝子構造を持つ人である[32]。

　人クローン個体をつくる方法は、ある個体の体細胞の核を取り出し、あらかじめ核を除去した未受精卵に移植したクローン胚を、子宮に着床させるというものである(こうした方法で人クローン個体をつくることを、生殖クローニングという)[33]。

　これまでに、人クローン個体の出生は確認されていない。しかし、1997年にクローン羊のドリーが誕生したことで、人クローン個体の誕生が俄かに現実味を帯びた。

　人クローン個体をつくれば、生殖補助医療などあらゆる方法を用いても妊娠しなかったカップルや、病気で精子がない男性などが、子どもを得ることが期待される[34]。

　他方、生殖クローニングの倫理的・法的な問題点の指摘としては、以下のものがある[35]。

　(1)生殖クローニングは、人間を家畜のように品種改良したり、道具化したりすることに行き着く。
　(2)生殖クローニングで生まれて来た子どもは、体細胞の提供者とは別人格を持つにもかかわらず、常に提供者との関係を意識されるので、個人の尊重という理念に反する。
　(3)クローン技術を用いた出産は男女が必要な有性生殖ではなく、無性生殖(単為生殖)なので自然の摂理に反する。
　(4)クローン技術によって生み出された子どもは、がんや短命などのリスクが高まると考えられる。

　こうした問題点があるため、日本では、人クローン個体の作成は、「ヒトに関するクローン技術等の規制に関する法律」(2000年)によって禁止されている。

(V)エンハンスメント

エンハンスメントとは

エンハンスメント(増進的介入)とは、治療のために開発された薬や医療技術を能力の改善目的に使うことである[36]。

エンハンスメントは、その目的に応じて、(1)筋力のような肉体的能力の増強、(2)記憶力や認知能力のような知的能力の増強、(3)攻撃性の抑制のような性格の矯正に分けられる[37]。

(1)の例として挙げられるのは、ステロイドなどの薬剤や遺伝子操作によってスポーツ選手が筋力を増強すること、身長を伸ばすためにヒト成長ホルモンを用いること、性生活の改善のためにシルデナフィルクエン酸塩[38]を用いることなどである。

(2)の例として挙げられるのは、学生や研究者などが集中力を高めるため覚醒作用のある薬剤(メチルフェニデート塩酸塩[39]など)を用いること、気分を明朗にするために抗うつ薬を用いることなどである。

(3)の例として挙げられるのは、攻撃的な性格を矯正するために、向精神薬などを用いることである。

エンハンスメントに関わる倫理的議論

エンハンスメントを支持する見解として挙げられるのは、以下のものである[40]。

(1)コーヒーに含まれるカフェインや、タバコに含まれるニコチンには、眠気を覚まし集中力を高める作用がある。これらを認めるなら、メチルフェニデート塩酸塩などの使用を禁止する理由はない。

(2)エンハンスメントによって、優れた人材(優秀な科学者など)を増やすことは、人類の幸福に役立つ。

他方、エンハンスメントの倫理的な問題点として挙げられるのは、以下のものである[41]。

（1）エンハンスメントのために用いられる薬剤、手術、遺伝子操作などには副作用がある。
（2）医療とは、病気の治療や予防、苦痛緩和や健康維持のためのものである。しかし、老化、能力の低さ、悩みなどにまで、医療が介入するようになれば、医療は生活全般を統制するものとなる。
（3）試験やスポーツなどで、一部の人だけがエンハンスメントを使うのは不公平である。
（4）エンハンスメントが普及すると、それを使わない人が不利になるので、競争に勝つためにはいやでも使わなければならなくなる。
（5）エンハンスメントを使って競争に勝とうとすることは、努力を重ねて目的を達成するという価値観を損なう。
（6）エンハンスメントによって完全な自分を追求し続けるあまり、ありのままの自分を受け入れられなくなり、かえって不幸になる。

註と引用参考文献

1　日本医学会「医療における遺伝学的検査・診断に関するガイドライン」（2011年）、参照。
2　非発症保因者（将来的に発症する可能性はほとんどないが、遺伝子変異を有しており、その変異を次世代に伝える可能性のある者）の診断を指す（日本医学会「医療における遺伝子検査・診断に関するガイドライン」（2011年）、参照）。
3　単一遺伝子病に比べて浸透率（特定の優性対立遺伝子型とそれによる形質の割合）あるいは個々の遺伝子の表現型に及ぼす効果がそれほど大きくない疾患（がん、心臓病、糖尿病など）についての予測的遺伝学的検査を指す（福嶋・玉井　2007年）。
4　薬物応答に関して生殖細胞系列の遺伝情報を取り扱う検査を指す（日本医学会「医療における遺伝子検査・診断に関するガイドライン」（2011年）、参照）。
5　前掲書、参照。
6　松田・川村・渡辺　2010年、額賀　2005年b、参照。
7　日本医学会「医療における遺伝学的検査・診断に関するガイドライン」（2011年）、参照。
8　松田・川村・渡辺　2010年、参照。
9　加えて、文部科学省・厚生労働省・経済産業省「ヒトゲノム・遺伝子解析研究に関する倫理指針」をはじめ、関連するほぼすべての指針が、遺伝相談の必要性を示している（中川　2014年、参照）。

10　玉井　2012年、参照。
11　今井道夫　2011年、参照。
12　松田修　2008年、参照。
13　金田　2012年、参照。
14　松田修　2008年、参照。
15　中畑、2010年、参照。
16　前掲書、参照。
17　「ヒトに関するクローン技術等に関する法律」(2000年)、参照。
18　中畑、2010年、参照。
19　町野　2013年、菱山　2011年、参照。
20　関連する法律として、「再生医療等の安全性の確保等に関する法律」(2013年)、「医薬品、医療機器等の品質、有効性及び安全性の確保等に関する法律」(2013年)がある(霜田　2014年、参照)。
21　町野　2013年、参照。
22　特定胚とは、ヒト胚分割胚、ヒト胚核移植胚、人クローン胚、ヒト集合胚、ヒト動物交雑胚、ヒト性融合胚、ヒト性集合胚、動物性融合胚又は動物性集合胚を指す(「ヒトに関するクローン技術等の規正に関する法律」(2000年)、参照)。
23　辰井　2011年、参照。
24　石原　2011年、参照。
25　Cf. Hope & Savulescu & Hendrick 2008. 児玉・なつたか　2013年、町野　2013年、岩江　2012年、盛永　2012年b、奈良哲龍　2012年、堂囿　2011年b、参照。
26　この報告書は、「ヒト受精胚を『人』と同等に扱うべきではないとしても、『人』へと成長し得る『人の生命の萌芽』として位置づけ、通常のヒトの組織、細胞とは異なり、特に尊重されるべき存在として位置づけざるを得ないのである。」「人クローン胚がヒト受精胚と倫理的に同様に位置づけられることから、その取扱いについては、ヒト受精胚における基本原則が適用される」としている。
27　堂囿　2011年b、参照。
28　辰井　2011年、参照。
29　児玉・なつたか　2013年、参照。
30　高橋　2012年、参照。
31　町野　2013年、盛永　2012年b、参照。
32　「ヒトに関するクローン技術等の規制に関する法律」(2000年)、参照。
33　これに対して、研究目的のクローニングとは、研究や移植などの目的で、幹細胞、組織、臓器などを作成するためにクローン技術を用いることである。
34　児玉・なつたか　2013年、岩江　2012年、参照。
35　児玉・なつたか　2013年、霜田　2014年、小出　2005年、加藤　1999年、参照。
36　児玉・なつたか　2013年、参照。松田純は、エンハンスメントを「健康の回復と維持という目的を越えて、能力や性質の『改善』を目指して人間の心身に医学的に介

入すること」と定義している(松田純 2005年、参照)。
37 児玉・なつたか 2013年、松田・川村・渡辺 2010年、参照。
38 商品名、バイアグラ。
39 商品名、リタリン、コンサータ。
40 Cf. Hope & Savulescu & Hendrick 2008. 児玉・なつたか 2013年、参照。
41 児玉・なつたか 2013年、馬淵 2010年、松田・川村・渡辺 2010年、参照。

さらに学びたい人のために

霜田求・虫明茂責任編集『シリーズ生命倫理学　第12巻　先端医療』丸善出版，2012年
玉井真理子・松田純責任編集『シリーズ生命倫理学　第11巻　遺伝子と医療』丸善出版，2012年
　▷遺伝子医療、再生医療などをめぐる現状と課題を検討した論集。

甲斐克則編『医事法講座　第1巻　ポストゲノム社会と医事法』信山社，2010年
　▷ポストゲノム社会の諸問題に関する国内外の法学者による論集。

松田純『遺伝子技術の進展と人間の未来』知泉書館，2005年
　▷ドイツの議論を踏まえて、先端医療の倫理問題を論じている。

A Report of the President's Council on Bioethics, *Beyond Therapy: Biotechnology and the Pursuit of Happiness*, Dana Press, 2003(倉持武監訳『治療を超えて——バイオテクノロジーと幸福の追求』青木書店，2005年)
　▷アメリカの大統領生命倫理評議会報告書。エンハンスメントに強い懸念を表明している。

第12章
医療資源の配分

はじめに

　本章では、医療資源の配分の問題を概観する。まず、医療資源の配分とは何かを説明する(Ⅰ)。つぎに、医療資源の配分が問題となった有名なケースである「シアトルの神の委員会」について述べる(Ⅱ)。そして、配分の優先順位を決定するいくつかの規準を概観する(Ⅲ)。あわせて、配分の優先順位を決定する際に、病気にかかったことに関する本人の責任を考慮に入れるべきかという問題を取り上げる(Ⅳ)。最後に、配分の順位を決定する際に、決定の規準よりも、決定の手続きを重視する考え方を紹介する(Ⅴ)。

(Ⅰ)医療資源の配分とは

　医療資源の配分とは、医療資源、すなわち医療を行うための資金、病院などの施設、医療機器や薬品、移植用の臓器、医療者の労働力などを、様々な用途や人々に分配することである[1]。

　資源配分が問題となるのは、資源の希少性と競争という二つの条件を満たす場合である。資源の希少性とは、資源の数がそれを必要としている人の数より少ない状態のことである。これらの資源が十分にある場合には、配分の問題は生じない。また、資源が希少な場合でも、誰もが譲り合って資源獲得のための競争が起きない場合にも、配分の問題は生じない[2]。

　医療資源に関しては、どうだろうか。高額医療の増加、社会の高齢化などにより、医療費が増大している。そのため、どの国の政府も、あらゆる

患者に可能な最善の医療を行うだけの資金を持たない。また、移植用の臓器や、集中治療室などの設備は、それらを必要としている人の数よりずっと少ない。このように、医療資源は希少性という条件を満たしている。

加えて、必要な医療資源を他人に譲るということは、しばしば自分の死を意味するため、その資源を獲得するための競争は、ほとんど避けられない。

以上のように、医療資源は、希少性と競争という二つの条件を満たすので、その配分の問題が生じている。

医療資源分配の問題には、ミクロレベル(micro-level)、マクロレベル(macro-level)という二つのレベルがある。ミクロレベルの問題とは個々の医療サービスをどの患者に提供するのかという問題である。たとえば、移植用の臓器や、集中治療室などの医療施設が不足している時、それらをどの患者に提供するのかという問題である。マクロレベルの問題とは、国家レベルの分配である。たとえば、先端医療やプライマリー医療、予防医療にそれぞれどれくらいの予算を配分するかという問題や、教育、文化、運輸、防衛、社会保障、公共事業、環境保護などに対して、医療にどれだけの資金を割り当てるのかという問題である[3]。(さらに、ミクロレベルの問題とマクロレベルの問題の中間に、病院の内部等でどのように予算を配分すればよいのかというメソレベル(meso-level)の問題を区別する論者もいる)。

ただし、ミクロの配分とマクロの配分とは、互いに無関係なものではなく、ミクロの配分はマクロの配分から大きな影響を受ける。その一例に、次に述べる「シアトルの神の委員会」がある[4]。

(Ⅱ)シアトルの神の委員会

1960年に、医師のスクリブナー (Belding H. Scribner)らが、患者の体に埋め込むことができるシャント(動脈と静脈を繋ぐ管)を開発し、人工透析の技術を確立した[5]。この技術を用いれば、これまでは助からなかった慢性腎不全の患者が、何年も生きて普通の生活に戻れるようになる。しかし、

1962年に、スクリブナーらがシアトル市のスウェーデン病院に外来透析センターを開設した時、全米で年間2万人が末期腎不全になるのに対して、人工透析のベッド数は9床しかなかった。そこで、「すべての人が生きられない時、誰が生きるべきか」という問題が生じたのである。

スウェーデン病院は、聖職者、弁護士、主婦、労働組合の幹部、公務員、銀行員、外科医からなる外部委員会に、この問題の解決を委ねた。この委員会は、人工透析を受ける条件を、45歳未満のワシントン州居住者で、人工透析の費用を支払えることとしたが、それでも患者の数を絞り切れなかったため、さらなる条件として、定職に就いていること、教育を受けていること、扶養すべき子どもがいること、功績があること、他人に役立つ能力があること、精神的に安定していること、支援する家族がいることなどを付け加えた。

スクリブナーは新聞や雑誌を通して人工透析の普及を呼びかけた。しかし、反響を呼んだのは、むしろ上述の委員会のほうだった。この委員会は、社会にとって価値があるかないかという規準に従って、ある患者を生かし別の患者を死ぬにまかせているという決定を行っている。これは、神の役割を演じることだ、と批判されたのである。以後、この委員会は、皮肉を込めて「シアトルの神の委員会」と呼ばれるようになった。

他方で、患者とその家族、腎臓病の専門医らの働きかけにより、メディケイド法案への修正第299節第1項、および末期腎臓病修正法がアメリカ連邦議会で可決され、公的資金による人工透析に対する援助が行われるようになった。こうして、大多数の末期腎不全患者は、自己負担なしに人工透析を受けられるようになり、人工透析の配分の問題は、少なくとも一時的には解消した。

このケースは、ミクロな配分の問題がマクロな配分によって解決された事例と考えることができる。

(Ⅲ)配分の優先順位の決定

すでに「神の委員会」の箇所で述べたように、マクロな配分において十分な量の医療資源を確保できれば、ミクロな配分の問題は生じない。しかしながら、そうできない場合には、個々の医療資源をどの患者に提供するのか、というミクロな配分の問題が生じることになる。つまり、ミクロな配分の問題が生じるのは、それがマクロな配分によって解決できない場合だけである。

ミクロな配分の優先順位を決定する規準としては、(1)医学的必要、(2)医療の効率、(3)支払い能力・意思、(4)社会的貢献、(5)先着順位やくじなどがある。(1)と(2)は、主として医学的な規準であり、(3)～(5)は、非医学的な規準であるといえる。

(1)～(3)の規準は、ミクロな配分だけでなくマクロな配分でも用いられる。他方、(4)～(5)はミクロな配分だけで用いられる。というのは、先端医療、プライマリー医療、予防医療などにそれぞれどれくらいの予算を配分するのか、あるいは、教育、文化、運輸、防衛などに対して、医療にどれだけの資金を割り当てるのか、といったマクロな配分の問題に取り組む時に、個人の社会的貢献という規準、あるいは、くじや先着順という規準を持ち出すのは、的外れだからである[6]。

また、167頁で述べるように、上述の規準は、単独で用いられる場合もあれば、複数のものを組み合わせて用いられる場合もある。

以下、まずマクロな配分の規準について、その詳細を述べる。その後、ミクロな配分の規準について述べる。

マクロな配分の規準

マクロな配分を決定する規準としては、(1)医学的必要、(2)医療の効率、(3)支払い能力・意思などがある。

(1)医学的必要という規準について[7]。ダニエルズ(Norman Daniels)らは、医学的必要に応じて公平に治療すべきである、と述べている。この規準に

基づいて提案されているのは、①医学的必要が最も大きい、命に関わる疾患や障害の治療を優先するように、医療資源を配分すること、②少なくとも、人類の典型的な機能を獲得、維持、回復するために必要な最低限の(decent minimum)医療は、社会保険などによってすべての人に保障することなどである。

上の二つの提案に対する批判としては、それぞれ以下のものがある。

①配分の優先順位を決定する際には、医学的必要だけでなく、治療から得られる利益も考慮に入れるべきである。たとえば、重症患者が治療を受けることで得られる利益より、中程度に状態が悪い人が治療から受ける利益のほうが大きい場合には、後者の治療を優先すべきである[8]。

②すべての人に一定水準の医療を保障するためには、多額の税金や保険料を徴収しなければならない。これは、貧しい人のために、すべての人に余計に働くことを強制することであり、個人の自由を侵害することに他ならない。

(2) 医療の効率という規準について。マクロな配分に関して医療の効率を評価する方法として、QALY(Quality Adjusted Life Year、質調整生存年)がある。QALYは、次のように評価される。

まず、完全に健康な状態を1とし、死んでいる状態を0とし、患者の生活の質(QOL)を0から1の間の数値で表す。このQOLの数値と、生存年数との積が、QALYとなる。たとえば、腎不全の患者に人工透析を行えば、10年間生きるとする。この状態のQOLを患者自身が0.7と評価するとして、この状態で10年間生きるとすれば、人工透析によって得られるQALYは $0.7 \times 10 = 7$ となる。この状態で100人を生存させる人工透析は、700QAYをもたらす。そして、1QALYを得るための費用が最も少ない医療が、最も効率的なものとして推奨される[9]。

QALYの問題点の指摘としては、以下のものがある。

①QALYを採用すると、命に関わる疾患の治療よりもそうでない疾患の治療を時に優先するという、受け入れがたい結果に行き着く。たとえば、虫歯の治療は痛みを緩和して1QALYをもたらし、虫垂炎の手術は患者の

命を救って50QALYをもたらすとする。この場合、QALYの考え方をとれば、100人の虫歯を治療するために、虫垂炎の手術を行わないで一人の患者を死ぬにまかせることになる[10]。

②QALYは、慢性疾患などを患っているせいでQOLが低い人を、差別することになる。たとえば、関節リウマチの患者と健康な人が、交通事故に遭って、救命治療を必要としているとしよう。救命治療を行えば、どちらの人も、同じ費用で同じ年数だけ延命できる。この場合、関節リウマチの患者は、元のQOLが低いので、同じ費用をかけて得られるQALYが、健康な人よりも小さいであろう。そのため、QALYの考え方をとれば、交通事故に遭った関節リウマチの患者の救命治療は、交通事故に遭う前には健康であった人の救命治療より後回しにされる[11]。

③QALYは、医療資源の不公平な配分を許容する。たとえば、一人の患者が医療資源を独占して30年の延命を図ることが、２５人の患者が同じ医療資源を平等に分け合って１年ずつ延命することよりも望ましいことになる[12]。

④QALYの目的は、政府がどの医療に優先的に資金を配分すべきかを決定することにある。そのため、ある特定の医療がもたらすQOLを評価するのは、一人ではなく、多数の人である。ところが、同一の医療がもたらすQOLの評価は、人によって異なる。たとえば、自力で歩行できず車椅子を用いる状態のQOLや、顔に大きな瘢痕が残る状態のQOLをどう評価するのかは、人によって異なるであろう。したがって、QOLの評価は不正確なものであるから、QALYの評価も不正確なものとなる[13]。

⑤同一の医療がもたらすQALYは、たとえ若年者と高齢者のQOLを同じくらい改善するとしても、若年者より平均余命が短い高齢者のほうが低くなる。そのため、QALYを用いると、同じくらいQOLを改善する治療を受ける順番は、高齢者のほうが若年者より後になる。これは、高齢者に対する差別である[14]。

（３）支払い能力・意思という規準について。エンゲルハート(Herman Tristram Engelhardt Jr.)らは、支払い能力・意思に応じて治療すべきだ、と

主張している[15]。つまり、医療は、他の商品やサービスと同じように、各人が支払い能力・意思に応じて購入すべきものだ、というのである。この考え方をとれば、政府は、患者や障害者を援助するための支出をできるだけ減らすべきだ、ということになる。

上の考え方に対する批判としては、①貧しい人が医療を受けられないのは正義に反するというものや、②この考え方は、あまりに自己中心的であり、共同体に対する個人の責任を軽視しているというものなどがある[16]。

上で見た三つの規準は、それぞれ重要な価値を捉えている。すなわち、医学的必要という規準は、公平性という価値を、医療の効率という規準は、効率という価値を、支払い能力・意思という規準は、自由という価値を重視している。加えて、これらの規準は、上で述べた長所と短所を併せ持っている。したがって、どれか一つの規準でマクロな配分の優先順位をすべて決定するのではなく、問題となっている状況に最も適した規準を選択したり、それらを組み合わせて用いたりすることが、重要となるであろう。

たとえば、一定水準の医療は、医学的必要という規準に基づいて、社会保険などによってすべての人に保障し、豪華な病室や、美容のための歯科治療などは、支払い能力・意思という規準に基づいて、それぞれの人が自由に選択する、ということなどが考えられる[17]。

ミクロな配分の方法

ミクロな配分の優先順位を決定する規準としては、(1)医学的必要、(2)医療の効率、(3)支払い能力・意思、(4)くじ引きや先着順、(5)社会的功績などがある。

(1)医学的必要という規準をミクロな配分に適用すれば、治療を最も必要としている重症患者を優先して治療すべきだ、ということになる。

この規準に基づく実践として、災害救助などに用いられているトリアージ(triage)がある。トリアージとは、治療行う前に患者を重症度に応じて、①直ちに治療しないと救命が不可能になる患者、②治療が多少遅れても生命の危険がない患者、③軽症で治療の必要がない患者、④すでに死亡して

いるか、心肺蘇生が無効な患者に分け、この順序に従って治療を行うというものである[18]。

ただし、蘇生が無効な患者の治療を後回しにすることが許容されるのは、大災害や戦争など、例外的な状況に限られるであろう[19]。

（２）医療の効率という規準に基づいてマクロな配分を行うために考案されたQALYが、ミクロな配分でも役立つという証拠はない。しかしながら、医療資源が希少な場合には、医学的必要や、治療が成功する見込みなどを考慮して、浪費を避ける必要がある。

（３）支払い能力・意思という規準をミクロな配分に適用すれば、支払い能力・意思のある患者は、それ以外の患者より優先して治療すべきだ、ということになる。つまり、裕福な人は、貧しい人より優先して治療すべきだというのである。

支払い能力・意思という規準をマクロな配分に適用することに対する、先に見た二つの批判、すなわち、①貧しい人が医療を受けられないのは正義に反するというもの、および、②この考え方はあまりに自己中心的であるというものが、ここでも差し向けられるであろう。

（４）くじ引きや先着順という規準は、ある医療の医学的適応があるすべての患者のなかから、くじ引きや先着順でその医療を受ける人を決めるものである。

この規準を支持する見解としては、①生きるチャンスに関して万人は平等でなければならないという道徳判断に合致しているというもの、②全員にチャンスを平等に与えることによって、個人の尊厳を保つことができるというもの、③医療者と患者との間の信頼関係を維持できるというもの、④選ばれなかった人が、当たり外れは偶然的なものだと考えて、その結果を受け入れやすいというものなどがある[20]。

他方、上の規準に反対する見解には、以下のものがある。①飲酒運転で事故を起こした人と、その事故の被害者とが、どちらも重態であり、しかも医療の設備が一人分しかないとしよう。治療の優先順位を決めるくじ引きで事故を起こした人が選ばれたとしても、その人を先に治療することに

は抵抗感がある[21]。②治療を受ける優先順位を、くじという非人間的な方法で決定することは、決定を行う責任の放棄である[22]。

　くじや先着順という規準は、臓器移植を受ける優先順位を決定する際などに考慮される場合が、国によってはある。ただし、くじや先着順によって治療の優先順位を決定してよいのは、その治療がもたらす医学的な利益にあまり差がない場合だけである[23]。

　（5）社会的貢献という規準は、社会に対する貢献に応じて医療資源を配分すべきであるというものである[24]。社会に対する貢献として挙げられるのは、子どもや高齢の両親を扶養していることや、社会に対してこれまでに貢献したことなどである。

　この規準を支持する見解には、以下のものがある。

　①社会に対する貢献が大きい人を優先的に治療すれば、その人が回復した後に行う貢献によって、社会全体はより幸福になる。だから、社会に対する貢献が大きい人を優先的に治療すべきである。

　②税金や社会保険のような公的な資金は、社会の利益になるように用いなければならない。それゆえ、公的な資金を使って提供される医療は、社会に利益をもたらさなければならない。そこで、治療の優先順位を決定しなければならない時には、社会に利益をもたらすように決定すべきである。こうした決定は、社会に対する貢献に応じて治療するというものである[25]。

　上の規準に反対する見解として挙げられるのは、以下のものである。

　①生命に関して人間はすべて平等である。社会に対する貢献に応じて、治療を受ける優先順位を決定することは、生命に関して人間を不平等に扱うことになる。

　②かりに、社会に対する貢献に応じて治療を受ける優先順位を決定することが原理的には悪くないとしても、そのような貢献を実際に評価することは困難である。我々は、ある患者がこれまでにもたらした貢献を知らないかもしれないし、その人が将来もたらす貢献を予想することは困難である[26]。

(Ⅳ)病気に関する本人の責任

　自分の行動や生活習慣のせいで病気になった人は、医療資源が希少な場合には、他の患者より治療を後回しにされるべきであろうか。

　そうすべきだという見解には、以下のものがある。すなわち、健康以外の事柄については、自らの選択について責任が問われるのが普通である。同じように、自分の選択した行動や生活習慣のせいで病気になった人は、その責任を問われてしかるべきである。

　たとえば、アルコール依存症の治療を受けようとせずに、アルコール性肝不全になった人は、肝臓移植を受ける優先順位を、他の患者より低くすべきである。また、臓器移植を受けた人が、免疫抑制剤の服用を怠ったせいで移植が失敗した場合、二度目の移植では低い優先順位に置かれるべきである[27]。

　他方、自分の行動や生活習慣のせいで病気になった人が、他の患者より治療を後回しにされることに反対する見解には、以下のものがある[28]。

　(1)我々は、人生の様々な事柄を自由に選択できるが、健康に影響する大多数の要因を自由に選択することはほとんどできない。たとえば、喫煙の習慣を身に付けないことは、育った環境、仲間の影響、依存的傾向を与える遺伝的な要因などのために、時に困難であるかもしれない。つまり、子どもの時に、親や周囲の人、青少年期の友人たちなどが喫煙を勧めたり、ニコチンなどに依存する傾向が生まれつき強かったりすれば、喫煙の習慣を身に付けないことは、とても困難になるであろう。

　(2)十代でタバコをすっていると、数十年後に肺がんになるリスクが高まるとしよう。だとしても、十代でタバコを吸っていたことの責任を、数十年後に肺がんになった時に問うのは、不適切である。

　(3)病気にかかったことに対する本人の責任を、正確に評価することはできない。たとえば、肺がんになったことの原因のうち、どれだけが喫煙にあり、どれだけが遺伝的な要因にあるのかを評価するのは難しい。

　(4)病気になる危険を自発的に引き受けている人を特定するためには、

当局が、プライバシーを侵害して、私的な生活について詳細な記録を付けることが必要になる。このような監視は、道徳的に望ましくないだけでなく、国家の財政に過大な負担をもたらす。

（5）かりに、病気になったことに対して本人に責任があるとしても、健康や生命を損なう仕方で、その責任をとらせるべきではない。

（V）配分の優先順位を決定する手続き

前節で見た資源配分に関するいくつかの考え方は、それぞれ何らかの重要な価値を重視しており、長所と短所を併せ持っている。そのため、資源配分の仕方を決定する単一の考え方は、ないように見える。

そこで、幾人かの論者は、資源配分の仕方を決定する際に重要なのは、どのような考え方に基づくかではなく、公正な手続きに従っているかどうかである、と論じている。

たとえば、ダニエルズ(Norman Daniels)とセイビン(James Sabin)は、医療資源の配分を決定する手続きが適正なものとなるための三つの条件を提示している。

（1）医療資源の配分に関わる決定と、その決定の理由とが公開されていなければならない。

（2）決定の理由は、合理的なものでなければならない。

（3）行われた決定について人々が議論し、その決定を修正する機会が、保障されていなければならない[29]。

上の考え方を適用する際に生じる一つの問題は、一般市民(public)が、医療資源の配分の決定に関与すべきか、関与すべきだとすればどのように関与すべきか、である。この問題に一般市民を関与させる二つの理由がある。第一に、医療の大半の財源は、一般市民が支払っている税金や社会保険などの公的な資金であるということである。第二に、大多数の一般市民は、すでに患者であるか、あるいは、将来、患者になるということである。

しかしながら、一般市民が、医療資源の配分の決定に関与する場合には、

次のような問題が生じる。その問題とは、一般市民の意見をどのように確認すべきか、一般市民の多様な意見をどのように調整すればよいのか、一般市民の意見にどれくらいの重みを与えるのか、というものなどである[30]。

註と引用参考文献

1 蔵田　2013年、小林　2010年b、参照。
2 Cf. Beauchamp & Childress 2001. 小林　2010年b、児玉　2005年b、参照。
3 Cf. Beauchamp & Childress 2001. 蔵田　2013年、小林　2010年b、児玉　2005年b、参照。
4 Cf. Beauchamp & Childress 2001. 小林　2010年b、児玉　2005年b、参照。
5 本節の記述に関しては、Beauchamp & Childress 2001, Pence 2000, Jonsen 1998, 小林　2010年b、児玉　2005年b、香川　2000年、参照。
6 たとえば、政府が、教育、文化、運輸、防衛などに対して医療にどれだけの予算を割り当てるかというマクロな配分の問題を、個人の社会的貢献や、くじ引きで決定するというのは、的外れである。
7 Cf. Hope & Savulescu &Hendrick 2008, Beauchamp & Childress2001. 児玉　2005年b、参照。
8 これは、ミクロな配分にも関わる論点である。
9 Cf. Beauchamp & Childress 2001. 浅井　2012年、児玉　2005年b、参照。
10 Cf. Hope & Savulescu & Hendrick 2008. 児玉　2005年b、参照。
11 Cf. Hope & Savulescu & Hendrick 2008.
12 Cf. Beauchamp & Childress 2001. 浅井　2012年、児玉　2005年b、参照。
13 Cf. Hope & Savulescu & Hendrick 2008.
14 この批判に対しては、高齢者と若年者を等しく扱うべきだという考え方がそもそも間違っており、すでに十分な長さの人生を送った高齢者よりも、まだ十分な長さの人生を送っていない人を優先すべきだという議論もある。これに対しては、人生の価値は、生きている人々が自らの生に置く価値であると考えられるので、二人の人が異なる年齢だが自らの生を等しく評価しているなら、単に一方の人が若いからという理由でその人を優先するのは不公平である、という反論もある(Cf. Hope & Savulescu & Hendrick 2008. 小林　2010年b、児玉　2005年b、参照)。
15 政府などの他者によって干渉を受けない個人の消極的自由を最大限に尊重し、個人に対する強制的な干渉を必要最小限に留めようとする自由至上主義(libertarianism)を採用する論者は、この見解をとることが多い(自由至上主義の定義については、森村進　2006年、参照)。
16 Cf. Beauchamp & Childress 2001. 浅井　2012年、児玉　2005年b、参照。
17 Cf. Beauchamp & Childress 2001.
18 Cf. Winslow 2003. 児玉、2005年b、参照。

19　蔵田　2013年、参照。
20　Cf. Beauchamp & Childress 2001.
21　下地　2011年、参照。
22　Cf. Beauchamp & Childress 2001.
23　*Ibid.*
24　ここでいう社会的貢献とは、ある人が過去に行ったものと、治療後に行うと予想されるものとの両方である。
25　Cf. Hope & Savulescu & Hendrick 2008.
26　*Ibid.*
27　Cf. Beauchamp & Childress 2001.
28　Cf. Hope & Savulescu & Hendrick 2008, Beauchamp & Childress 2001.
29　Cf. Daniels & Sabin 1997. この考え方に対する問題点の指摘としては、公正な手続きから不公正な結果が生じる場合がありうる、というものなどがある(Cf. Beachamp & Childress 2001)。たとえば、議会が、少数者の権利を侵害する政策を、多数決で採択することがありうる。
30　Cf. Hope & Savulescu & Hendrick 2008.

さらに学びたい人のために

今中雄一・大日康史責任編集『シリーズ生命倫理学　第17巻　医療制度・医療政策・医療経済』丸善出版，2013年
　▷医療資源の配分、およびそれと密接に関連する制度・政策などに関する論集。

Daniels, Norman and Kennedy, Bruce P. and Kawach, Ichiro, *Is Inequality Bad for Our Health?*, Beacon Press, 2000(児玉聡監訳『健康格差と正義——公衆衛生に挑むロールズ哲学』)
　▷社会経済的な格差そのものが人々の健康に悪い、という見解をめぐる論争。

Kymlicka, Will, *Contemporary Political Philosophy: An Introduction*, 2nd ed., Oxford University Press, 2002(千葉眞・岡﨑晴輝訳者代表『新版　現代政治理論』日本経済評論社，2005年)
　▷医療資源の配分に関する議論の背景にある政治哲学の概論。

第13章
医学研究

はじめに

　本章では、医学研究の倫理を扱う。まず、医学研究の一部である臨床研究、臨床試験、治験とは何かを説明する（Ⅰ）。つぎに、医学研究のルールを定めた主要な倫理綱領や指針について概観する（Ⅱ）。そして、医学研究の倫理的側面などを審査する倫理審査委員会と、そこで審議される主要な問題について述べる（Ⅲ）。最後に、医学研究に欠かせない動物実験の倫理について述べる（Ⅳ）。

（Ⅰ）臨床研究、臨床試験、治験とは

　厚生労働省「臨床研究に関する倫理指針」（2003年（2008年改正））によれば、臨床研究とは、「医療における疾病の予防方法、診断方法及び治療方法の改善、疾病原因及び病態の理解並びに患者の生活の質の向上を目的として実施される医学系研究であって、……人を対象とするもの」であると定義されている。医学系研究とは、医学、歯学、薬学、看護学などに関する研究を指す[1]。したがって、臨床研究とは、病気の予防法、診断法、治療法の改善と、患者の生活の質の向上とを目的とする医学、看護学などの研究のうち、人を対象とするものである。

　臨床試験とは、臨床研究のうち治療に近いものを指す[2]。

　治験とは、新しい医薬品等の製造・販売の承認を得るために、厚生労働大臣に提出する資料を集める目的で行われる臨床試験のことである[3]。

　したがって、治験は臨床試験の一部であり、臨床試験は臨床研究の一部

である、といえる。

　臨床研究を行わなければ、医学の進歩はありえない。他方、臨床研究は、次に見るように、重大な人権侵害を引き起こしてきた。

(II)倫理綱領・指針

ニュルンベルク綱領

　ナチス・ドイツは、残虐な人体実験を行った。たとえば、飛行士が高空の低圧にどこまで耐えられるかを調べるために、被験者を気密室に入れて極度の低圧に曝す実験や、厳寒の海に着水した飛行士を蘇生させる方法を調べるために、被験者を氷水に浸けたり裸のまま冬の屋外に放置したりする実験などである。これらの実験で、多くの障害者、ユダヤ人、ポーランド人、ロマ(ジプシー)などが犠牲になった[4]。

　第二次世界大戦後にこれらの残虐な行為を裁いたニュルンベルク国際軍事裁判の法廷は、判決文のなかで、医学実験が許容されるための条件を提示した。その条件とは、(1)被験者の自発的な同意が絶対に欠かせないこと、(2)他の方法では得られない社会的成果があること、(3)自然経過と動物実験の知見に基づくこと、(4)不必要な身体的心理的苦痛を避けること、(5)実験者が被験者になる場合を除き、死や障害を引き起こすと事前に予測される実験は行ってはならないこと、(6)危険の大きさが、実験のもたらす問題解決の人道的重要性を上回らないこと、(7)被験者の傷害(injury)、障害(disability)、死を防ぐために適切な準備と設備があること、(8)科学的な資格がある実験者が行い、全段階で高度な熟練と配慮が行われること、(9)被験者が身体的、心理的に実験を継続できなくなった場合には実験を終わらせること、(10)これ以上続けると傷害、障害、死が生じると判断される場合には即座に実験を中止する用意があることである。これらの条件は、後にニュルンベルク綱領と呼ばれるようになる[5]。

ヘルシンキ宣言

1967年に、世界医師会は、ニュルンベルク綱領を敷衍した「ヘルシンキ宣言(人間を対象とする医学研究の倫理原則)」を採択した。この宣言は、2013年までに、9回の改定が行われている。

ヘルシンキ宣言は、臨床研究を行う必要性を認めたうえで(第5項)、臨床研究の実施を許容するための条件を提示している。主要な条件は、以下のものである[6]。

(1) 研究計画が、科学的な根拠に基づくものであること(第21項)。

(2) 被験者の利益を最優先すること(第8項)。

(3) 研究がもたらす利益が、リスクや負担よりも大きいと予想されること(第16―18項)。

(4) 研究参加の結果として損害を被った被験者に対して適切な補償と治療を保証すること(第15項)。

(5) 被験者が、研究の目的、方法、研究参加がもたらすと予想される利益とリスク、研究への参加を拒否する権利や、参加への同意を撤回する権利を持つことなどについて十分に説明されたうえで、文書による同意を与えること(第25-26項)。

(6) 被験者に同意能力がない場合、法的な資格を有する代理人の同意を得ていること(第28項)[7]。

(7) 被験者の個人情報を保護すること(第24項)

(8) 被験者として利用しやすいという理由で、弱い立場にある人々ばかりを被験者にしていないこと(第19-20項)。

(9) 研究者は、研究を実施する前に研究計画書を作成し、倫理審査委員会の承認を得ること(第22-23項)。

(1)は研究の科学的妥当性の確認、(2)～(4)は被験者の利益の保護、(5)と(6)はインフォームド・コンセント(第6章、参照)、(7)は個人情報の保護、(8)は被験者の公平な選定、(9)は、(1)～(7)の条件などを満たすことを保障する手続きに関わる。

ベルモント・レポート

　ニュルンベルク綱領は、ナチス・ドイツのような悪人向けのものであるから、自分たちには不必要なものだ、とアメリカの医師や科学者は考えていた。しかし、その後、アメリカでも非倫理的な医学実験が相次いで報道された[8]。たとえば、高齢の患者に生きたがん細胞を投与したユダヤ人慢性疾患病院事件、施設の精神遅滞児にウイルスを接種して肝炎を発症させたウィローブロック事件、貧しい黒人の梅毒患者などに治療も病名告知も行わないまま病状の自然経過を観察したタスキギー事件などである。

　こうした非倫理的な医学実験の再発を防ぐことを目的として、1974年に「国家研究法」が成立した。この法律に基づいて設置された「生物医学および行動科学研究における人間の被験者保護のための国家委員会」は、1978年に、「ベルモント・レポート、人間の被験者保護のための倫理的な原則および指針」を公表し、人格の尊重、善行、正義という医学実験の三つの倫理原則を提示した。人格の尊重とは、「自分の目的について熟慮することができ、そのような熟慮に従って行動できる人」である自律的な人が行った決定を尊重すること、および、自律的でない人を保護することである。善行とは、人々を危害から守り、彼らの福利を確保するために、努力することである。正義とは、研究がもたらす負担と利益とを公平に配分しなければならない、ということである。

　そして、人格の尊重原則の適用として「インフォームド・コンセント」が、善行原則の適用として「リスクと利益の評価」が、正義原則の適用として「被験者の選択」が取り上げられている。「インフォームド・コンセント」の項目では、被験者が十分な情報を与えられ、それを理解したうえで、強制や不当な影響(不相応な報酬やプレッシャーなど)がない状況で自発的に研究に参加することが重要だとされる。「リスクと利益の評価」は、当該の研究が被験者やその家族、社会にもたらすリスク(危害が生じる可能性)と利益とを比較衡量することを意味している。「被験者の選択」の項目では、少数派の人種、経済的に恵まれない人、重病人、施設収容者など、弱い立場に

いる人が、不当に被験者とされることがないように保護すべきである、とされる[9]。

国際医科学団体協議会「人を対象とする生物医学研究の国際倫理指針」

ヘルシンキ宣言は、記述が抽象的であり、しかも系統的な構成になっていない。そのため、この宣言だけに基づいて研究の倫理的審査を行うことは難しい。加えて、ヘルシンキ宣言は、開発途上国の事情をあまり考慮していない。

そこで、1991年に、国際医科学団体協議会(CIOMS)は、世界保健機関と共同で「人を対象とする生物医学研究の国際倫理指針」(以下、CIOMS倫理指針)を策定した。CIOMSは、1949年に、医科学分野における国際的な活動の推進を目的に、世界保健機関とユネスコの協賛によって設立された非政府系組織である。CIOMS倫理指針は、具体的かつ体系的なものであり、しかも先進国だけでなく開発途上国でも使用できるものとなっている[10]。

日本の倫理指針

日本には、臨床研究一般を規制する法律はない。確かに、薬品開発のための医学研究(治験)については法的拘束力を持つ規制(1997年の新GCP「医薬品の臨床試験の実施の基準」)があるが、治験以外の医学研究を規制し、被験者を保護する法的拘束力を持つルールはないのである。

行政指針としては、文部科学省、厚生労働省、経済産業省「ヒトゲノム・遺伝子解析研究に関する指針」(2001年(2013年全部改正))、文部科学省、厚生労働省「遺伝子治療臨床研究に関する指針」(2002年(2008年一部改正))、「疫学研究に関する倫理指針」(2002年)、厚生労働省「臨床研究に関する倫理指針」などがある。「臨床研究に関する倫理指針」は、他の指針が扱わない領域を包括するものである[11]。

これらの指針が共通して求めているのは、(1)人間の尊厳を尊重すること、(2)インフォームド・コンセント(第6章、参照)および個人情報保護を

徹底すること、(3)社会にとって有益な研究を行うこと、(4)科学的・社会的利益よりも人権の保障を優先すること、(5)研究計画を作成し、遵守すること、(6)研究に関与する者から独立した倫理委員会による事前の承認を得ることなどである[12]。

日本の倫理指針の問題点の指摘としては、(1)倫理原則が明確でないため、倫理審査の対象となっている研究に適用できる項目が指針のなかに見つからない場合に、どう対応すればよいのかわからないこと、(2)異なる指針の間に不整合があること、(3)法的な拘束力がないことなどがある。

(1)、(2)の問題点が生じたのは、日本の指針が、倫理原則に基づいて体系的につくられたものではなく、個々の問題が生じた時にそのつど場当たり的につくられ、それらを継ぎ合わせたものだからである[13]。

(Ⅲ)倫理審査委員会

倫理審査委員会とは

倫理審査委員会とは、臨床研究の科学的・倫理的妥当性を審査する委員会のことである[14]。日本では、人を対象とした医学研究のうち、治験(医薬品、医療機器などの製造販売の認可を得るための臨床試験)の実施の適否を審査するために、薬事法下にある「医薬品の臨床試験の実施に関わる基準に関する省令」(1997年)に基づいて各医療機関の長が設置する治験審査委員会と、治験以外の、人を対象とする医学研究を審査する倫理委員会とに分けられる[15]。

倫理審査委員会は、1982年に徳島大学に設置されて以来、1992年までにはすべての大学医学部、医科大学に設置された。

倫理審査委員会の任務は、臨床研究計画およびその実施状況が倫理的、科学的に適正かどうかを、研究計画書や被験者説明文書などを基に審査すること、および、当該の研究者・研究施設に、申請された研究を実施する能力があるかどうかを審査することである[16]。

倫理審査委員会は、通常6〜10名から成る。委員会の構成は、ガイドラインにより多少異なるが、医学の専門家、医学の非専門家(人文・社会科学の専門家あるいは一般の立場を代表する人)、外部委員を含むとする点、および、男女両性の参加が求められている点では共通している。外部委員の参加が求められるのは、委員会に第三者性を確保するためである。また、医学の非専門家の任務は、倫理的観点から被験者を保護することである[17]。

主要な倫理的問題、審議における注意点

臨床研究を倫理的観点から審査するうえで問題となるのは、(1)インフォームド・コンセント、(2)個人情報の保護、(3)利益とリスクの衡量、(4)被験者の選択、(5)利益相反、(6)結果の公表などである[18]。

(1)インフォームド・コンセントについては、第6章を参照。

(2)個人情報の保護について。個人情報とは、「生存する個人に関する情報であって、当該情報に含まれる氏名、生年月日、その他の記述等により特定の個人を識別できるもの」[19]である。研究計画者は、個人情報を知ることになる人の範囲、個人情報保護の管理方法などについて、被験者に説明しなければならない。そして、倫理審査委員会は、個人情報を管理する体制に不備がないことを確認しなければならない[20]。

(3)利益とリスクの衡量について。研究者は、まず、被験者へのリスクを最小にしたうえで、被験者への利益や(新しい治療法の開発、科学的知識の獲得のような)社会への利益を最大にしなければならない。加えて、被験者へのリスクは、期待される利益に見合うものでなければならない[21]。

被験者へのリスクに関わる問題として、プラセボ(薬理作用を持たないが外見上は薬と区別がつかない錠剤)の使用がある。新薬などの有効性と安全性とを確認するために、新薬などを投与するグループと、プラセボを投与するグループとに分けて、その結果を比較することがある。その場合に、プラセボを投与される患者は、必要な治療を受けられない。

前節で見たヘルシンキ宣言によれば、プラセボの使用が許されるのは、①有効性が証明された治療がない場合、または、②ある治療の有効性や安

全性を確認するためにプラセボの使用が必要であり、かつ、プラセボの使用により患者が重い障害や回復不可能な障害を被るリスクがないと考えられる場合である[22]。

（4）被験者の選択について。社会的差別を受けている人、受刑者、捕虜、兵士、研究者が教えている学生、研究者の部下、製薬会社の社員など、同意能力はあるが弱い立場にある人などを臨床研究の被験者とする場合には、以下の条件を満たす必要がある。その条件とは、その人々を対象にしないと研究が行えない合理的な理由があること、研究の目的がその人々のニーズを満たすための知識を得ることであること、研究参加や研究継続に対する本人の拒否が尊重されることである[23]。また、子ども、高齢者、精神障害者、知的障害者などで同意能力がない人を臨床研究の被験者とする場合には、上の三つの条件に加えて、代諾者の許可があること、その人々の能力の範囲において賛意が得られていることが必要となる。

これまでは、弱い立場にある人が不当に研究対象とされるのを防ぐことが重視されてきた。だが、被験者から除外されることの不利益もある。たとえば、高齢者を被験者から除外すると、高齢者は、開発中の新薬などの恩恵を受けられなくなったり、高齢者向けの治療法が開発されなくなったりする。そこで、近年では、弱い立場にある人が不当に研究対象から排除されないようにすることも、重視されている[24]。

（5）利益相反について。利益相反とは、研究者の興味や個人的利益が、被験者の福利と対立する状態のことである[25]。

利益相反に関する指針として、文部科学省・臨床研究の倫理と利益相反に関する検討班「臨床研究の利益相反ポリシー策定のためのガイドライン」（2006年）、厚生労働省「厚生労働科学研究における利益相反の管理に関する指針」（2008年）、日本癌治療学会・日本臨床腫瘍学会「がん臨床研究の利益相反に関する指針」（2008年）、日本医学会「医学研究のCOIマネージメントに関するガイドライン」（2011年）などがある。

利益相反への対策として挙げられるのは、①研究者の個人的利益が研究活動に不適切な影響を及ぼす恐れがある場合には、その研究者の研究活動

を禁止したり制限したりすること、②第三者による評価、監督を行うこと、③利益相反に関する情報を被験者に開示することなどである[26]。

（6）結果の公表について。研究者が事前に立てた仮説を否定する実験結果は公表されず、その仮説を肯定する実験結果だけが公表されることによって、公表された結果と真理とがかけはなれてしまうことを、出版バイアスという。出版バイアスは、公表されなかった研究と類似した研究が繰り返され、被験者を不必要な危険に曝すという悪い結果をもたらす。

そこで、2008年に改正された厚生労働省「臨床研究に関する倫理指針」は、出版バイアスを防ぐために、臨床試験を事前に登録すること、および、研究結果がどのようなものであっても公表することを要求している[27]。

(Ⅳ)動物実験

動物実験とは

文部科学省「研究機関等における動物実験等の実施に関する基本指針」(2008年)によれば、「動物実験等とは、動物を教育、試験研究又は生物学的製造の用その他の科学上の利用に供することをいう」と定義されている。つまり、動物実験とは、大まかにいえば、動物や人間の行動、発達、機能、病気などを解明したり、病気の新しい診断法や治療法を開発したり、薬などの安全性を確認したり、学生を教育したりするために動物を利用することである。

動物実験には、マウス、ラットなどの哺乳類、鳥類、爬虫類、両生類、魚類など様々な動物が用いられている。その数は年間1200万以上といわれている。そのうち、マウスとラットが約8割を占める[28]。

動物実験に関する規制

2005年に、「動物の愛護及び管理に関する法律」が改正され、動物実験については、国際的な基本原則である3Rが明記された。3Rとは、動物

に不利益な実験を許容するための三つの条件である。その条件とは、（1）実験の目的を達成できる範囲で可能な限り動物に苦痛を与えないように方法を洗練すること(Refinement、洗練)、（2）動物を使わない方法に置き換えること(Replacement、代替)、（3）使用する動物の数を減らすこと(Reduction、削減)である。

この改正を受けて、文部科学省、厚生労働省、農林水産省が所管の研究機関を対象として、「動物実験等の実施に関する基本方針」(2006年)を策定した。これらの指針を踏まえて、日本学術会議が「動物実験の適正な実施に向けたガイドライン」(2006年)を公表した。

これらの指針は、研究機関に、動物実験の実施方法を定めた規定の作成と、動物実験の計画を事前に審査する動物実験委員会の設置とを義務付けた。加えて、上に述べた3Rを遵守することなどを定めている[29]。

動物実験に関する主要な立場

西洋においては、長い間、人間中心主義が支配的であった。人間中心主義とは、人間とその経験だけがそれ自体として価値を持ち、人間以外のものは人間のための道具としての価値しか持たないという考え方である[30]。この人間中心主義の立場からは、動物実験は、人間の利益を促進するものであれば、すべて容認される。

しかし、20世紀後半には、人間中心主義を批判する動物保護運動が盛んになった。動物保護運動には、大まかにいって、（1）動物福祉論、（2）動物解放論、（3）動物権利論という三つの立場がある。

（1）動物福祉論とは、人は動物を人道的に扱う道徳的義務を負っているが、人にもたらされる利益によって、動物実験は正当化される、という立場である。いわば、弱い人間中心主義といえる。上で見た日本の法律や指針は、この立場をとっている。

（2）シンガー（Peter Singer）らが唱えた動物解放論は、次のような考え方である。同じ利害であれば、誰のものであっても、平等に配慮しなければならない。ところで、動物は、人間と同じように、快苦を感じる。快楽は

利益であり、苦痛は害悪である。だから、動物は、人間と同じように、利害を持っている。したがって、動物の利害も平等に配慮すべきである。

それにもかかわらず、人間ではないからという理由だけで、動物の利害を軽視するのは、男性ではないという理由だけで女性を差別する性差別や、白人ではないという理由だけで黒人を差別する人種差別と同じように、倫理的に正当化できない「種差別」にほかならない。シンガーは、このように論じて、動物を苦しめる動物実験に反対する[31]。

（３）動物権権利論を唱えるリーガン（Tom Regan）は、次のように論じている。少なくとも一歳以上の哺乳類は、自分の欲求を持ち、その実現を目指すという意味で、「生命の主体」であるといえる。生命の主体は、人間の利益のための手段としての価値だけでなく、それ自体として「固有の価値」を備えている。そして、固有の価値を持つものは、尊重される権利を有する。したがって、人間に対して行ってはならない実験を、一歳以上の哺乳類に対して行うことは許されない[32]。

註と引用参考文献

1　厚生労働省「臨床研究に関する倫理指針」、参照。
2　甲斐　2010年、参照。笹栗・池松　2011年、前田正一　2005年aも参照。
3　丸山　2012年b、笹栗・池松　2011年、前田正一　2005年a、参照。
4　土屋貴志　2012年、参照。第二次世界大戦までに旧日本軍の731部隊などが中国大陸で行った毒ガスや細菌感染の人体実験、731部隊、満州医科大学、九州帝国大学などで行われた生体解剖などについては、戦後になっても十分に裁かれることはなかった（黒崎・金澤　2014年、土屋貴志　2012年、参照）。
5　土屋貴志　2012年、笹栗　2012年、香川　2000年、参照。
6　伏木　2014年、今井道夫　2011年、手嶋　2011年、小林　2010年b、前田正一　2005年a、松田・川村・渡辺　2010年、参照。
7　加えて、被験者に同意能力はないが意思を表明できる場合には、被験者の賛意も得ていること（第28項）。
8　以下で述べることは、第1章と一部重複するが、重要なので再び述べておく。
9　金森　2012年、土屋貴志　2012年、笹栗・池松　2011年、松田・川村・渡辺　2010年、香川　2000年、参照。
10　笹栗　2012年、笹栗・池松　2011年、参照。
11　伏木　2014年、遠藤　2012年b、笹栗　2012年、笹栗・池松　2011年、松

田・川村・渡辺　2010年、参照。
12　笹栗・池松　2011年、手嶋　2011年、参照。
13　遠藤　2012年b、松田・川村・渡辺　2010年、参照。
14　厚生労働省「臨床研究に関する倫理指針」、参照。なお、上述の倫理審査委員会と、診療に関わる倫理的問題を審査する病院倫理委員会とは、どちらも倫理委員会と呼ばれている。
15　武藤　2012年、参照。
16　笹栗・池松　2011年、参照。
17　武藤　2012年、笹栗・池松　2011年、参照。
18　武藤　2012年、笹栗・池松　2011年、額賀・赤林　2005年、参照。データの捏造や改ざん、研究成果・アイデア・論文の盗用・剽窃、不適切なオーサーシップ、研究資金の不正使用、論文の多重投稿のような不正行為が許されないのは、いうまでもない(日本学術会議「科学者の行動規範について」(2006年(2013年改訂))、伏木　2014年、参照)。
19　厚生労働省「臨床研究に関する倫理指針」、参照。
20　笹栗・池松　2011年、額賀・赤林　2005年、参照。
21　笹栗・池松　2011年、額賀・赤林　2005年、参照。
22　笹栗・池松　2011年、松田・川村・渡辺　2010年、参照。
23　笹栗・池松　2011年、参照。
24　笹栗・池松　2011、松田・川村・渡辺　2010年、参照。
25　アメリカ医科大学協会(Association of American Medical College)によれば、利益相反とは、「金銭その他の関係によって、研究成果の発表に際し、研究者の専門的判断を損なうか、損なわれるように見られる状況」であると定義されている(伏木　2014年、参照)。
26　松島　2012年b、井上　2012年、笹栗・池松　2011年、額賀・赤林　2005年、参照。
27　笹栗・池松　2011年、参照。
28　樫　2013年、参照。
29　前掲書、参照。
30　Cf. Clark 2012. 奈良正俊　2006年も参照。
31　Cf. Singer 1975. 柘植　2010年、参照。
32　Cf. Regan 1983. 柘植　2010年、参照。

さらに学びたい人のために

笹栗俊之・武藤香織責任編集『シリーズ生命倫理学　第15巻　医学研究』丸善出版, 2012年
　▷医学、法学、倫理学、社会学などの研究者による、最新の知見を踏まえた論集。

田代志門『研究とは何か——臨床医学研究と生命倫理』勁草書房，2011年
　▷研究と診療との区別という論点に即して，英語圏の研究倫理の歴史を辿った研究書。

笹栗俊之，池松秀之編『臨床研究のための倫理審査ガイドブック』丸善出版，2011年
　▷臨床研究の倫理審査に関する包括的な解説書。

Amder, Robert J. and Bankert, Elizabeth A., *Institutional Review Board: Member Handbook*, 2nd ed., Jones and Bartlett Publishers, 2007(栗原千恵子・斉尾武郎訳『IRBハンドブック　第2版』中山書店，2009年)
　▷倫理審査委員会のための手引書。

おわりに

　医療者を目指す学生は、医療・看護倫理の主要な論点を、まずは知識として学ばなければならない。そうした知識が、将来、医療・看護の実践や研究に生かされることを期待したい。

　本書の執筆に当たっては多くの方から恩恵を受けた。筆者が医師として勤務してきた病院、診療所などで出会った患者、家族の皆様、並びに医療者の先生方。いくつかの章は、その方々のお顔を思い浮かべながら書いた。

　筆者の講義に出席してくれた慶應義塾大学、千葉大学、東京大学、東邦大学の学生諸君、並びに聴講生の方々。講義ノートや彼らとの討論の一部が本書の基になっている。

　日本生命倫理学会、医学哲学・倫理学会、関東医学哲学・倫理学会でお世話になった先生方、科学研究費補助金基盤研究B（課題番号23320001, 26284006）研究グループの先生方。本書の原稿を通読して貴重なコメントを頂いた飯田亘之先生（千葉大学名誉教授）、本書の出版をお勧め頂き、構想の段階で貴重なコメントを頂いた柘植尚則先生（慶應義塾大学）、いくつかの章について貴重なコメントを頂いた弓削隆一先生（慶應義塾大学）にお礼を申し上げたい。

　末筆ながら、本書の出版を快諾して頂き、多大なご尽力を頂いた東信堂の下田勝司氏に、心から深甚の感謝を申し上げたい。

文献表

A

会田薫子「終末期医療」伏木信次・樫則章・霜田求『生命倫理と医療倫理　改訂第3版』金芳堂，2014年

赤林朗・甲斐一郎・伊藤克人・津久井要「アドバンス・ディレクティブ（事前指示）の日本社会における適用可能性」『生命倫理』第7巻第1号，1997年

浅井篤「延命とQOL, QALY」盛永審一郎・松島哲久編『医学生のための生命倫理』丸善出版，2012年

有福孝岳「まえがき」有福孝岳編『エティカとは何か──現代倫理学入門』ナカニシヤ出版，1999年

有馬斉「臓器移植」伏木信次・樫則章・霜田求編『生命倫理と医療倫理　改訂第3版』金芳堂，2014年

Audi, Robert, 'Philosophy', D.M.Borchert ed., *Encyclopedia of Philosophy*, 2nd ed., Tomson Gale, 2006

B

Bayles M.D., 'The Professions', Callahan J.C. ed., *Ethical Issues in Professional Life*, Oxford University Press, 1988

Beauchamp, Tom L. and Childress, James F., *Principles of Biomedical Ethics*, 5th ed., Oxford University Press, 2001（立木教夫・足立智孝監訳『生命医学倫理（第5版）』，麗澤大学出版会，2009年

Bedau, Hugo Adam, 'Casuistry', Becker, L.C. and Becker, C.B. eds., *Encyclopedia of Ethics*, 2nd ed., Routledge, 2001

Benjamin, Martin and Curtis, Joy, *Ethics in Nursing: Cases, Principles, and Reasoning*, 4th ed., Oxford University Press, 2010

Benner, Patricia, *From Novice to Expert: Excellence and Power in Clinical Nursing Practice*, Prentice-Hall, 2001（井部俊子監訳『ベナー看護論　新版訳──初心者から達人へ』医学書院，2005年

Benner, Patricia and Wrubel, Judith, *The Primacy of Caring: Stress and Coping in Health and Illness*, Addison-Wesley, 1989（『ベナー／ルーベル　現象学的人間論と看護』医学書院，1999年）

C

Callahan, Daniel, 'Bioethics', Post, Stephen G. editor in chief, *Encyclopedia of Bioethics*, 3rd ed., Macmillan Reference USA, 2004(大林雅之訳「生命倫理」生命倫理百科事典翻訳刊行委員会編『生命倫理百科事典』丸善出版, 2007年)

千葉華月「終末期医療におけるわが国の法律問題」『緩和医療学』第11巻第1号, 2009年

千葉華月「出生前診断・着床前診断」甲斐克則編『レクチャー生命倫理と法』法律文化社, 2010年

Clark, J.P., 'Political Ecology', Chadwick R. editor in chief, *Encyclopedia of Applied Ethics*, 2nd ed., Elsevier, 2012

D

Daniels, Norman and Sabin, James, 'Limits to Health Care: Fair Procedures, Democratic Deliberation and Legitimacy Problem for Insurers', *Philosophy and Public Affairs* 26, 1997

Davis, Anne J., 'Selected Fundamental Questions in Nursing Ethics and Possible Answer that Needs Debate'(八尋美智子・小西恵美子訳「看護倫理の基本を考える——看護における倫理、意思決定の枠組み、看護師の倫理的能力」『日本看護倫理学雑誌』第3巻, 2011年)

Deutscher Bundestag Referat Öffentlichkeit Hrsg., *Enquete-Kommission. Recht unt Ethik der modernen Medizin, Schlussbericht*, 2002(松田純監訳『ドイツ連邦審議会答申 人間の尊厳と遺伝子情報——現代医療の法と倫理(上)』知泉書館, 2004年)

Dooley, Dolores and McCarthy, Joan, *Nursing Ethics: Irish Cases and Concerns*, Gill&McMillan Publishers, 2005(坂井雅子訳『看護倫理1』『看護倫理2』『看護倫理3』みすず書房, 2006年)

堂囿俊彦「その他の倫理理論」赤林朗編『入門・医療倫理Ⅰ』勁草書房, 2005年

堂囿俊彦「生命倫理学の誕生と臨床倫理学」『医薬ジャーナル』第47巻, 2011年a

堂囿俊彦「『夢の技術』を立ち止まって考える——再生医療」玉井真理子・大谷いづみ編『はじめて出会う生命倫理』有斐閣, 2011年b

E

遠藤寿一「医の倫理：パターナリズム」盛永審一郎・長島隆編『看護のための医療倫理』丸善出版, 2012年a

遠藤寿一「臨床研究に関する倫理指針」盛永審一郎・松島哲久編『医学生のための生命倫理』丸善出版, 2012年b

Emanuel, E.J. and Emanuel, L.L., 'Four Models of the Physician-Patient

Relationship', *JAMA* 267, 1992

European Society of Human Reproduction and Embryology (ESHRE), *The Interface between Medically Assisted Reproduction and Genetics: Technical, Social, Ethical and Legal Issues*, Oxford Journals, 2006(鈴森薫訳『生殖医療をめぐるバイオエシックス』メジカルレビュー,2009年)

F

Fry, Sara T. and Johnstone, Megan-Jane, *Ethics in Nursing Practice: A Guide to Ethical Decision Making*, 3rd ed., Blackwell Publishing, 2008(片田範子・山本あい子訳『看護実践の倫理 第3版』日本看護協会出版会,2010年)

藤尾均「西洋の伝統的医療倫理」今井道夫・森下直貴責任編集『シリーズ生命倫理学 第1巻 生命倫理学の基本構図』丸善出版,2012年

深尾彰「疾病予防の概念と方法」岸玲子・古野純典・大前和幸・小泉昭夫編『NEW 予防医学・公衆衛生学 改訂第3版』南江堂,2012年

福嶋義光監修・玉井真理子編『遺伝医療と倫理・法・社会』メディカル・ドゥ,2007年

古川博之「臓器移植」加藤治文監修,畠山勝義・北野正剛・若林剛編集『標準外科学 第13版』医学書院,2013年

伏木信次「医学研究」伏木信次・樫則章・霜田求編『生命倫理と医療倫理 改訂第3版』金芳堂,2014年

G

Gilligan, Carol, *In a Different Voice: Psychological Theory and Women's Development*, Harvard University Press, 1982(岩男寿美子監訳,生田久美子・並木美智子訳『もうひとつの声——男女の道徳観のちがいと女性のアイデンティティ』川島書店,1986年)

H

Hallgarth, M.W., 'Consequentialism and Deontology', R.Chadwick editor in chief, *Encyclopedia of Applied Ethics*, 2nd ed., Elsevier, 2012

浜渦辰二「ケアの倫理と看護」浜渦辰二・宮脇美保子責任編集『シリーズ生命倫理学 第14巻 看護倫理』丸善出版,2012年

Henderson, Virginia A., *The Nature of Nursing: A Definition and Its Implication for Practice, Research, and Education, Refrection after 25 Years*, National League for Nursing, 1991(湯槇ます・小玉香津子訳『看護論——25年後の追記を添えて』日本看護協会出版会,1994年)

樋口範雄「医療へのアクセスとアメリカの医療保険改革法の成立」岩田太編『患者の権利と医療の安全――医療と法のあり方を問い直す』ミネルヴァ書房，2011年
菱山豊『ライフサイエンス政策の現在――科学と社会をつなぐ』勁草書房，2011年
本田まり「生殖補助医療」甲斐克則編『レクチャー生命倫理と法』法律文化社，2010年
Honnefelder, Ludger und Fuchs, Michael, 'Medizinische Ethik', W.Korff und L. Beck und P. Mikat Hrsg., *Lexikon der Bioetik*, Gütersloher Verlagshaus, 1998
Hope, Tony and Savulescu, Julian and Hendrick, Judith, *Medical Ethics and Law*, 2nd ed., Churchill Livingston Elsevier, 2008
堀井泰明「日本の看護師倫理綱領」盛永審一郎・長島隆編『看護学生のための医療倫理』丸善出版，2012年a
堀井泰明「専門看護師：新しい看護職のあり方」盛永審一郎・長島隆編『看護学生のための医療倫理』丸善出版，2012年b
堀井泰明「倫理的意思決定モデル」盛永審一郎・長島隆編『看護学生のための医療倫理』丸善出版，2012年c
細田満和子『「チーム医療」とは何か――医療とケアに生かす社会学からのアプローチ』日本看護協会出版会，2012年
細見博志「科学的医療とケアの倫理：cure-care-healing」盛永審一郎・長島隆編『看護学生のための医療倫理』丸善出版，2012年

I

市野川容孝「医療プロフェッション」市野川容孝編『生命倫理とは何か』平凡社，2002年
井田良『講義刑法学・総論』有斐閣，2008年
飯田亘之・甲斐克則編『生命倫理のコロッキウム④　終末期医療と生命倫理』太陽出版，2008年
池辺寧「アドボカシー」盛永審一郎・長島隆編『看護学生のための医療倫理』丸善出版，2012年a
池辺寧「守秘義務」盛永審一郎・長島隆編『看護学生のための医療倫理』丸善出版，2012年b
今井正浩「ギリシアの医学思想と人間――ヒポクラテス『医師の誓い』における人間観」『セミナー　医療と社会』第24号，2003年
今井道夫『生命倫理学入門　第3版』産業図書，2011年
稲葉一人「診療情報――法的観点から」板井孝壱郎・村岡潔責任編集『シリーズ生命倫理学　第16巻　医療情報』丸善出版，2013年
井上悠輔「医学研究と利益相反」笹栗俊之・武藤香織責任編集『シリーズ生命倫理学

第15巻　医学研究』丸善出版，2012年
伊勢田哲治「功利主義とはいかなる立場か」伊勢田哲治・樫則章編『生命倫理学と功利主義』ナカニシヤ出版，2006年
伊勢田哲治『動物からの倫理学入門』名古屋大学出版会，2008年
石原理「英国 Human Fertilization and Embryology Act の改正」青木清・町野朔編『ライフサイエンスと法政策　医科学研究の自由と規制——研究倫理指針のあり方』上智大学出版会，2011年
石井トク『看護の倫理学　第2版』丸善出版，2008年
石本傳江「アドボカシー」小西恵美子編『看護倫理——よい看護・よい看護師への道しるべ』南江堂，2007年
磯部哲「医療情報」甲斐克則編『レクチャー生命倫理と法』法律文化社，2010年
板井孝壱郎「倫理コンサルタントの視点から終末期医療を考える——臨床倫理コンサルタントの実践を通して」『日本の科学者』第42巻第1号，2007年
板井孝壱郎「倫理コンサルテーション」盛永審一郎・松島哲久編『医学生のための生命倫理』丸善出版，2012年
伊藤晴夫『生殖医療の何が問題か』緑風出版，2006年
岩江荘介「クローン・キメラ・ハイブリッド」霜田求・虫明茂責任編集『シリーズ生命倫理学　第12巻　先端医療』丸善出版，2012年
泉谷周三郎・舩木恵子『地域文化と人間　増補版』木鐸社，2011年

J

Jameton, A., *Nursing Practice: The Ethical Issues*, Prentice-Hall, 1984.

Jones, W.H.S., *Hippocrates with an English Translation by W.H.S.Jones*, Harvard University Press, 1959.

Jonsen, Albert R., *The Birth of Bioethics*, Oxford University Press, 1998（細見博志訳『生命倫理学の誕生』勁草書房，2009年）

Jonsen, Albert R., *A Short History of Medical Ethics: Origins of Bioethics Across Cultures*, Oxford University Press, 2000（藤野宏明・前田義郎訳『医療倫理の歴史——バイオエシックスの源流と諸文化圏における展開』ナカニシヤ出版，2009年）

Jonsen, Albert R. and Toulmin E., *The Abuse of Casuistry: A History of Moral Reasoning*, University of California Press, 1988.

K

Kant, Immanuel, *Grundlegung zur Metaphysik der Sitten*, 1785（熊野純彦訳「実践理性批判」熊野純彦訳『イマヌエル・カント　実践理性批判　倫理の形而上学の基礎づけ』作品社，2013年）

Kant, Immanuel, *Kritik der praktischen Vernunft*, 1788(熊野純彦訳「倫理の形而上学の基礎づけ」熊野純彦訳『イマヌエル・カント　実践理性批判　倫理の形而上学の基礎づけ』作品社，2013年)
香川知晶『生命倫理の成立――人体実験・臓器移植・治療停止』勁草書房，2000年
香川知晶「バイオエシックスの誕生と展開」今井道夫・香川知晶編『バイオエシックス入門　第3版』東信堂，2001年
香川知晶『命はだれのものか』ディスカヴァー・トゥエンティワン，2009年
香川知晶「医の倫理：パターナリズム」盛永審一郎・松島哲久編『医学生のための生命倫理』丸善出版，2012年
甲斐克則『安楽死と刑法』成文堂，2003年
甲斐克則『尊厳死と刑法』成文堂，2004年
甲斐克則「人体実験・臨床研究」甲斐克則編『生命倫理と法』法律文化社，2010年
神里彩子「日本における生殖補助医療の規制状況と実施状況」神里彩子・成澤光編『生殖補助医療――生命倫理と法・基本資料3』信山社，2008年
加茂直樹「生命倫理の今日的課題」伏木信次・樫則章・霜田求編『生命倫理と医療倫理　改訂3版』金芳堂，2014年
Kane, Rosalie A., 'Teams, Healthcare', Post, Stephen G. editor in chief, *Encyclopedia of Bioethics*, 3rd ed., Macmillan Reference USA, 2004(大林雅之訳「生命倫理」生命倫理百科事典翻訳刊行委員会編『生命倫理百科事典』丸善出版，2007年)
金田安史「遺伝子治療」玉井真理子・松田純責任編集『シリーズ生命倫理学　第11巻　遺伝子と医療』丸善出版，2012年
金川琢雄『実践　医事法学　増補改訂版』金原出版，2008年
金森修「ベルモント・レポート」盛永審一郎・松島哲久編『医学生のための生命倫理』丸善出版，2012年
唐澤秀治「脳死判定の歴史と現状」倉持武・丸山英二責任編集『シリーズ生命倫理学　第3巻　脳死・臓器移植』丸善出版，2012年
樫則章「生命倫理学の方法論」今井道夫・森下直貴責任編集『シリーズ生命倫理学　第1巻　生命倫理学の基本構図』丸善出版，2012年
樫則章「動物実験」浅見省吾・盛永審一郎編『教養としての応用倫理学』丸善出版，2013年
加藤尚武『脳死・クローン・遺伝子治療――バイオエシックスの練習問題』PHP研究所，1999年
勝山貴美子「看護師―患者・関係」浜渦辰二・宮脇美保子責任編集『シリーズ生命倫理学　第14巻　看護倫理』丸善出版，2012年
川本隆史『現代倫理学の冒険――社会理論ネットワーキングへ』創文社，1995年
川本隆史『共生から』岩波書店，2008年
河瀬雅紀「医療者-患者関係」伏木信次・樫則章・霜田求編『生命倫理と医療倫理　改訂3版』金芳堂，2014年

金亮完「人の死をめぐるジレンマ」玉井真理子・大谷いづみ編『はじめて出会う生命倫理』有斐閣，2011年
小林亜津子『看護が直面する11のジレンマ』ナカニシヤ出版，2010年a
小林亜津子『看護のための生命倫理　改訂版』ナカニシヤ出版，2010年b
児玉聡「脳死と臓器移植」赤林朗編『入門・医療倫理Ⅰ』勁草書房，2005年a
児玉聡「医療資源の配分」赤林朗編『入門・医療倫理Ⅰ』勁草書房，2005年b
児玉聡「近年の米国における死の定義をめぐる論争」『生命倫理』第18巻第1号，2008年
児玉聡・なつたか『マンガで学ぶ生命倫理――わたしたちに課せられた「いのち」の宿題』化学同人，2013年
児玉聡・赤林朗「やさしい生命倫理学講座　第1回　生命倫理学とは何か」『Biophillia』第5巻，2009年
児玉聡・赤林朗「生命倫理」『現代用語の基礎知識』自由国民社，2014年
Kohlberg, Lawrence, 'From Is to Ought: How to Comment the Naturalistic Fallacy and Get away with it in the Study of Moral Developments', T. Mitchel ed., *Cognitive Development and Epistemology*, Academic Press, 1971（内藤俊史・千田茂博訳「『である』から『べきである』へ――道徳性の発達研究において、自然主義的誤謬におちいる方法。またそれを避ける方法。」永野重史編『道徳性の発達と教育――コールバーグ理論の展開』新曜社，1985年）
小出泰士『良識から見た生命倫理』ＤＰＴ出版，2005年
小出泰士「仏語圏の生命倫理」今井道夫・森下直貴責任編集『シリーズ生命倫理学　第1巻　生命倫理の基本構図』丸善出版，2012年
小島優子・黒崎剛「『生殖革命』は人間の何を変えるか」黒崎剛・野村俊明編『生命倫理の教科書――何が問題なのか』ミネルヴァ書房，2014年
小門穂「身体から切り離された精子・卵子・受精卵」玉井真理子・大谷いづみ編『はじめて出会う生命倫理』有斐閣，2011年
小松浩子「看護師の専門分化」浜渦辰二・宮脇美保子責任編集『シリーズ生命倫理学　第14巻　看護倫理』丸善出版，2012年
小松美彦「脳死論――歴史的・メタ科学的検討」倉持武・丸山英二責任編集『シリーズ生命倫理学　第3巻　脳死・臓器移植』丸善出版，2012年a
小松美彦『生権力の歴史――脳死・尊厳死・人間の尊厳をめぐって』青土社，2012年b
小西知世「インフォームド・コンセント」甲斐克則編『ブリッジブック医事法学』信山社出版，2008年
窪寺俊之「スピリチュアルケアとQOL」柏木哲夫・石谷邦彦編『緩和医療学』三輪書店，1997年
蔵田伸雄「医療資源分配」今中雄一・大日康史責任編集『シリーズ生命倫理学　第17巻　医療制度・医療政策・医療経済』丸善出版，2013年
黒崎剛「脳死と臓器移植」黒崎剛・野村俊明編著『生命倫理の教科書――何が問題な

のか』ミネルヴァ書房，2014年
黒崎剛・金澤秀嗣「患者の権利と『インフォームド・コンセント』」黒崎剛・野村俊明編著『生命倫理の教科書──何が問題なのか』ミネルヴァ書房，2014年
葛生栄二郎・河見誠・伊佐智子『新・いのちの法と倫理』法律文化社，2009年
Kymlicka, Will, *Contemporary Political Philosophy: An Introduction*, 2nd ed., Oxford University Press, 2002(千葉眞・岡﨑晴輝訳者代表『新版　現代政治理論』日本経済評論社，2005年)

L

Ladd, J., 'The Quest for a Code of Professional Ethics: An Intellectual and Moral Confusion', C.R.Chafer and M.S.Frankel and S.B.Chafer eds., *AAAS Professional Ethics Project: Professional Ethics Activities in Scientific and Engineering Societies*, American Association for the Advancement of Science, 1980.

Leininger, Madeleine M., 'The Phenomenon of Caring', M.M.Leininger ed., *Caring, an Essential Human Need: Proceedings of the National Caring Conference*, Wayne State University Press, 1981

Louden, R.B., 'Virtue Ethics', R.Chadwick editor in chief, *Encyclopedia of Applied Ethics*, 2nd ed., Elsevier, 2012

M

馬淵浩二『倫理空間への問い──応用倫理学から世界を見る』ナカニシヤ出版，2010年
町野朔『生命倫理──開かれた「パンドラの箱」の30年』上智大学出版，2013年
前田正一編『インフォームド・コンセント──その理論と書式実例』医学書院，2005年a
前田正一「インフォームド・コンセント」赤林朗編『入門・医療倫理Ⅰ』勁草書房，2005年b
前田正一「インフォームド・コンセントとその法律上の原則」『看護展望』第30巻第8号，2005年c
前田正一「整形外科診療における医事紛争の防止：インフォームド・コンセントの原則と成立要件」『日本整形外科学会雑誌』第83巻，2009年
前田正一「医学研究とインフォームド・コンセントの要件──主要な三つの政府指針を参照して」笹栗俊之・武藤香織責任編集『シリーズ生命倫理学　第15巻　医学研究』丸善出版，2012年
前田義郎「インフォームド・コンセント」盛永審一郎・松島哲久編『医学生のための生命倫理』丸善出版，2012年
丸山英二「インフォームド・コンセント」甲斐克則編『レクチャー生命倫理と法』法律

文化社, 2010年
丸山英二「臓器移植をめぐる法的問題」倉持武・丸山英二責任編集『シリーズ生命倫理学　第3巻　脳死・臓器移植』丸善出版, 2012年a
丸山英二「医学研究と法」笹栗俊之・武藤香織責任編集『シリーズ生命倫理学　第15巻　医学研究』丸善出版, 2012年b
松田純『遺伝子技術の進展と人間の未来』知泉書館, 2005年
松田純「リスボン宣言」松島哲久・盛永審一郎責任編集『薬学生のための医療倫理』丸善出版, 2010年
松田純「独語圏の生命倫理」今井道夫・森下直貴責任編集『シリーズ生命倫理学　第1巻　生命倫理学の基本構図』丸善出版, 2012年
松田純・川村和美・渡辺義嗣編『薬剤師のモラルディレンマ』南山堂, 2010年
松田修「遺伝子操作と遺伝子治療」伏木信次・樫則章・霜田求編『生命倫理と医療倫理　第2版』金芳堂, 2008年
松井富美男「不妊治療」盛永審一郎・松島哲久編『医学生のための生命倫理』丸善出版, 2012年
松木光子「看護倫理の基本理論、倫理的概念」松木光子編『看護倫理学——看護実践における倫理的基盤』ヌーヴェルヒロカワ, 2010年a
松木光子「看護過程における倫理的問題」松木光子編『看護倫理学——看護実践における倫理的基盤』ヌーヴェルヒロカワ, 2010年b
松島哲久「動物実験の倫理」盛永審一郎・松島哲久編『医学生のための生命倫理』丸善出版, 2012年a
松島哲久「利益相反」盛永審一郎・松島哲久編『医学生のための生命倫理』丸善出版, 2012年b
Mayeroff, Milton, *On Caring*, Harper&Row, 1971 (田村真・向野宣之訳『ケアの本質——生きることの意味』ゆみる出版, 1987年)
御子柴善之「カント・フィヒテ」小坂国継・岡部英男編『倫理学概説』ミネルヴァ書房, 2005年
操華子「解説——米国におけるケアリング理論の探求」シスター・M・ローチ『アクト・オブ・ケアリング——ケアとして存在する人間』(鈴木智之・操華子・森岡崇訳)ゆみる出版, 1996年
三浦靖彦「事前指示とDNR」浅井篤・高橋隆雄責任編集『シリーズ生命倫理学　第13巻　臨床倫理』丸善出版, 2012年
水本晴久・岡本牧人・石井邦雄・土本寛二編著『実践チーム医療論——実際と教育プログラム』医歯薬出版, 2011年
水野俊誠「『苦痛緩和のための鎮静』の概念および正当化に関する倫理学的考察」『緩和医療学』第4巻第4号, 2002年
水野俊誠「医療倫理の四原則」赤林朗編『入門・医療倫理Ⅰ』勁草書房, 2005年a
水野俊誠「インフォームド・コンセント2」赤林朗編『入門・医療倫理Ⅰ』勁草書房, 2005年b

水野俊誠「功利主義」赤林朗編『入門・医療倫理Ⅱ』勁草書房，2007年
水野俊誠「生命倫理の四原則」松島哲久・盛永審一郎編『薬学生のための医療倫理』丸善出版，2010年
水野俊誠「バイオエシックスの誕生」浅見省吾・盛永審一郎編『教養としての応用倫理学』丸善出版，2013年a
水野俊誠「患者の権利――WHO憲章，リスボン宣言，患者の権利章典」浅見省吾・盛永審一郎編『教養としての応用倫理学』丸善出版，2013年b
水野俊誠「安楽死・尊厳死」浅見省吾・盛永審一郎編『教養としての応用倫理学』丸善出版，2013年c
水野俊誠「緩和ケア」浅見省吾・盛永審一郎編『教養としての応用倫理学』丸善出版，2013年d
水野俊誠「リビング・ウイルと事前指示と自己決定」浅見省吾・盛永審一郎編『教養としての応用倫理学』丸善出版，2013年e
水野俊誠・前田正一「終末期医療」赤林朗編『入門・医療倫理Ⅰ』勁草書房，2005年
森村修『ケアの倫理』大修館書店，2000年
森村進「自由至上主義」大庭健・井上達夫・加藤尚武・川本隆史・神崎繁・塩野谷祐一・成田和信編『現代倫理学事典』弘文堂，2006年
盛永審一郎「着床前診断に対する倫理的視座」長島隆・盛永審一郎編『生命倫理のコロッキウム① 生殖医学と生命倫理』太陽出版，2001年
盛永審一郎「『ケアの倫理』論争：ギリガン，ノディングス，クーゼ」盛永審一郎・長島隆編『看護学生のための医療倫理』丸善出版，2012年a
盛永審一郎「ES細胞・iPS細胞」盛永審一郎・松島哲久編『医学生のための生命倫理』丸善出版，2012年b
森下雅一・品川哲彦「人間科学としての看護：ワトソン看護論を読む」『Emergency Nursing』第15巻第4号，2002年
Morse, J.M. and Bottoroff, J. and Neander, W. and Solberg, S., 'Comparative Analysis of Conceptualizations and Theories of Caring', *Image* 23, 1991.
村松聡「米国病院協会の『患者の権利章典』と『患者・ケア・パートナーシップ』」盛永審一郎・松島哲久編『医学生のための生命倫理』丸善出版，2012年
村山淳子「医療情報」甲斐克則編『ブリッジブック医事法』信山社出版，2008年
武藤香織「『生体肝ドナー調査』からみる課題」城下祐二編『生体移植と法』日本評論社，2009年
武藤香織「倫理審査委員会」笹栗俊之・武藤香織責任編集『シリーズ生命倫理学 第15巻 医学研究』丸善出版，2012年

N

長沖暁子「出自を知る権利」菅沼信彦・盛永審一郎責任編集『シリーズ生命倫理学 第6巻 生殖医療』丸善出版，2012年

永田まなみ「看護とケア」伏木信次・樫則章・霜田求編『生命倫理と医療倫理 改訂3版』金芳堂, 2014年

中川正法「遺伝子医療」伏木信次・樫則章・霜田求編『生命倫理と医療倫理 改訂3版』金芳堂, 2014年

中畑龍俊「資料3 ヒト幹細胞の定義」第10回厚生科学審議会科学技術部会ヒト幹細胞を用いる臨床研究に関する指針の見直しに関する専門委員会議事次第, 2010年3月15日(http://www.mhlw.go.jp/shingi/2010/03/s0315-7.html)

中根薫・林千冬「看護職者の研究とキャリア開発」茂野かおる著者代表『系統看護学講座 専門分野Ⅰ 基礎看護学[1] 看護学概論 第15版』医学書院, 2012年

中野啓明「メイヤロフとハルトのケアリング論」中野啓明・伊藤博美・立山善康編『ケアリングの現在──倫理・教育・看護・福祉の境界を越えて』晃洋書房, 2006年

中山研一『安楽死と尊厳死──その展開を追って』成文堂, 2000年

奈良正俊「自然中心主義、動物の権利」小松光彦・樽井正義・谷寿美編『倫理学案内──理論と実践』慶應義塾大学出版会, 2006年

奈良正俊・堂囿俊彦「生殖医療」赤林朗編『入門・医療倫理Ⅰ』勁草書房, 2005年

奈良哲龍「ES細胞と生命の発生」霜田求・虫明茂責任編集『シリーズ生命倫理学 第12巻 先端医療』丸善出版, 2012年

Nightingale, Florence, *Note on Nursing: What it is, and What it is not.*, New edition, revised and enlarged, Bookseller to the Queen, 1860(薄井坦子・小玉香津子訳者代表『看護覚え書──看護であることと看護でないこと 改訳第7版』現代社, 2011年)

Nightingale, Florence, 'Sick-Nursing and Health-Nursing. A Paper Read at the Cicago Exhibition', L.R.Seymer ed., *Selected Writings of Florence Nightingale*, Macmillan Company, 1954(薄井坦子・田村真・小玉香津子訳「病人の看護と健康を守る看護」薄井坦子・小玉香津子訳者代表『看護小論集──健康とは病気とは看護とは』現代社, 2003年)

日本ホスピス・緩和ケア研究振興財団「ホスピス緩和ケア白書」編集委員会編『ホスピス緩和ケア白書2014──ホスピス緩和ケアに関する統計とその解説』青海社, 2014年

日本移植学会「臓器移植ファクトブック2013」(http://www.aasas.or.ja/jst/pro/pro8.html)

日本看護協会「日常業務上ぶつかる悩みと看護の倫理」日本看護協会『'97看護職員実態調査, 日本看護協会調査研究報告書』, 1999年

西村高宏「専門職としての医師と倫理」田中朋弘・柘植尚則編『ビジネス倫理学──哲学的アプローチ』ナカニシヤ出版, 2004年

Noddings, Nel, *Caring: A Feminine Approach to Ethics and Moral Education*, 2nd

ed., University of Cariforinia Press, 1984(立山善康・林泰成・清水重樹・宮崎宏志・新茂之訳,晃洋書房, 1997年)
新田孝彦『入門講義 倫理学の視座』世界思想社, 2000年
額賀淑郎「医療従事者・患者関係」赤林朗編『入門・医療倫理Ⅰ』勁草書房, 2005年a
額賀淑郎「新遺伝学」赤林朗編『入門・医療倫理Ⅰ』勁草書房, 2005年b
額賀淑郎・赤林朗「研究倫理」赤林朗編『入門・医療倫理Ⅰ』勁草書房, 2005年

O

大西香代子「看護倫理の理念」髙﨑絹子・山本則子編『看護ケアの倫理学』放送大学教育振興会, 2009年
大野博「アメリカ病院協会の『患者の権利章典』の変化とその特徴——権利の宣言からパートナーシップへ」『医療と社会』第21巻, 2011年

P

Paley, John, 'Past Caring. The Limitations of One-to-one Ethics', Davis, A.J. and Tschudin V. and de Raeve, L. eds., *Essential Teaching and Learning in Nursing Ethics: Perspectives and Methods*, Churchill Livingstone Elsevier, 2006(小西恵美子監訳,和泉成子・江藤裕之訳『看護倫理を教える・学ぶ——倫理教育の視点と方法』日本看護協会出版会, 2008年)
Peabody, F.W., 'The Care of the Patient', *J.A.M.A.* 88, 1927.
Pence, Gregory P., *Classic Cases in Medical Ethics: Accounts of Cases that Have Shaped Medical Ethics, with Philosophical, Legal, and Historical Background*, 3rd ed., The McGraw-Hill Companies, 2000(宮坂道夫・長岡成夫訳『医療倫理2 よりよい決定のための事例分析』みすず書房, 2001年)
Post, Stephen G., 'Introduction', S.G.Post edior in chief, *Encyclopedia of Bioethics*, 3rd ed., Macmillan Reference USA, 2003(生命倫理百科事典編集委員会訳「原著序論」生命倫理百科事典翻訳刊行委員会編『生命倫理百科事典』丸善出版, 2006年)
President's Commission for the Study of Ethical Problems in Medicine and Biomedical and Behavioral Research, *Defining Death: Medical, Legal and Ethical Issues in the Determination of Death*, 1981(厚生省健康政策局総務課監訳『死の定義——アメリカ、スウェーデンからの報告』第一法規出版, 1991年)

R

Rachels, James, *The Elements of Moral Philosophy*, 3rd ed., The McGraw-Hill Companies, 1999(古牧徳生・次田憲和訳『現実をみつめる道徳哲学——安楽

死からフェミニズムまで』晃洋書房，2003年）
Rawls, John, *A Theory of Justice*, Revised ed., Harvard University Press, 1999（川本隆史・福間聡・神島裕子訳『正義論　改訂版』紀伊國屋書店，2010年）
Regan, Tom, *The Case for Animal Rights*, University of California Press, 1983（青木玲訳「動物の権利の擁護論」小原秀雄・鬼頭秀一ほか編『環境思想の系譜3　環境思想の多様な展開』東海大学出版会，1995年）
Reich, Warren Thomas, 'Care', Post, Stephen G. editor in chief, *Encyclopedia of Bioethics*, 3rd ed., Macmillan Reference USA, 2004（大林雅之訳「生命倫理」生命倫理百科事典翻訳刊行委員会編『生命倫理百科事典』丸善出版，2007年）

S

斎藤仲道「出生前診断と倫理の問題」篠原駿一郎・石橋孝明編『よく生き、よく死ぬ、ための生命倫理学』ナカニシヤ出版，2009年
斎藤有紀子「人工妊娠中絶と出生前診断」伏木信次・樫則章・霜田求編『生命倫理と医療倫理　改訂第3版』金芳堂，2014年
酒井美絵子「看護関連の法と制度」松木光子編『看護学概論——看護とは・看護学とは　第5版』ヌーヴェルヒロカワ，2011年
笹栗俊之「倫理原則と指針」笹栗俊之・武藤香織責任編集『シリーズ生命倫理学　第15巻　医学研究』丸善出版，2012年
笹栗俊之，池松秀之編『臨床研究のための倫理審査ガイドブック』丸善出版，2011年
佐藤蓉子・清水奈緒美「看護倫理に基づくケアリング」松木光子編『看護倫理学——看護実践における倫理的基盤』広英社，2010年
Scanlon, C. and Fleming, C., 'Confronting Ethical Issues: A Nursing Survey', *Nursing Management* 21, 1990
Schipperges, Heinrich, *Der Garten der Gesundheit Medizin im Mittelalter,* Artemis Verlag, 1985（大橋博司・濱中淑彦ほか訳『中世の医学——治療と養生の文化史』人文書院，1988年）
仙波由香里「代理主産の是非をめぐる問題——倫理・社会・法的視点から」菅沼信彦・盛永審一郎責任編集『シリーズ生命倫理学　第6巻　生殖医療』丸善出版，2012年
Shewmon, Alan D., 'Chronic "Brain Death": Meta-Analysis and Conceptual Consequences', *Neurology* 51, 1998（小松真理子訳「長期にわたる『脳死』——メタ分析と概念的な帰結」『科学』第78巻第8号，2008年）
柴原浩章「不妊症」岡井崇・綾部琢哉編『標準産婦人科学　第4版』医学書院，2011年
茂野香おる「看護とは」茂野香おる著者代表『系統看護学講座　専門分野Ⅰ　基礎看護学[1]　看護学概論』医学書院，2012年

清水哲郎「セデーション」盛永審一郎・松島哲久編『医学生のための生命倫理』丸善出版，2012年
霜田求「再生医療とクローン技術」伏木信次・樫則章・霜田求編『生命倫理と医療倫理　第2版』金芳堂，2008年
霜田求「生命の発生」清水哲郎編『生命と環境の倫理』放送大学出版会，2010年
霜田求「再生医療」伏木信次・樫則章・霜田求編『生命倫理と医療倫理　改訂3版』金芳堂，2014年
下地真樹「医は仁術？　算術？──医療資源の配分と倫理」玉井真理子・大谷いづみ編『はじめて出会う生命倫理』有斐閣，2011年
下屋浩一郎「産褥期」岡井崇・綾部琢哉編『標準産科婦人科学　第4版』医学書院，2011年
品川哲彦『正義と境を接するもの──責任という原理とケアの倫理』ナカニシヤ出版，2007年
進藤雄三『医療の社会学』世界思想社，1990年
白川静『字通』平凡社，1996年
城下祐二「生体移植」倉持武・丸山英二責任編集『シリーズ生命倫理学　第3巻　脳死・臓器移植』丸善出版，2012年
Singer, Peter, *Animal Liberation*, New York Review, 1975（戸田清訳『動物の解放』技術と人間，1988年）
Slote, Michel, Virtue Ethics, H. Lafollette ed., *The Blackwell Guide to Ethical Theory*, Blackwell Publishing, 2000
菅沼信彦『最新生殖医療──治療の実際から倫理まで』名古屋大学出版会，2008年
菅沼信彦「生殖補助医療の現状と展望」菅沼信彦・盛永審一郎責任編集『シリーズ生命倫理学　第6巻　生殖医療』丸善出版，2012年
杉谷篤「臓器移植の現状と課題──移植医の立場から」倉持武・丸山英二責任編集『シリーズ生命倫理学　第3巻　脳死・臓器移植』丸善出版，2012年
杉谷藤子・川合政恵監修，医療人権を考える会『ケアを深める看護倫理の事例検討』日本看護協会出版会，2011年
杉浦真弓「着床前診断」菅沼信彦・盛永審一郎責任編集『シリーズ生命倫理学　第6巻　生殖医療』丸善出版，2012年

T

高橋和利「人工多能性幹細胞」山中伸也・中内啓光編『再生医療叢書1　幹細胞』朝倉書店，2012年
鷹野和美『チーム医療論──医療と福祉の統合サービスを目指して』ぱる出版，2008年
髙﨑絹子「看護倫理の課題と展望」髙﨑絹子・山本則子編『看護ケアの倫理学』放送大学教育振興会，2009年

竹山重光「ケアの倫理」加藤尚武・加茂直樹編『生命倫理学を学ぶ人のために』世界思想社，1998年
玉井真理子「遺伝医療・遺伝相談」玉井真理子・松田純責任編集『シリーズ生命倫理学　第11巻　遺伝子と医療』丸善出版，2012年
田中朋弘『文脈としての規範倫理学』ナカニシヤ出版，2012年
谷田信一「バイオエシックスの枠組と方法――その歩みと今後の課題」今井道夫・香川知晶編『バイオエシックス入門　第3版』東信堂，2001年
立岩真也・有馬斉『生死の語り合い1　尊厳死法・抵抗・生命倫理学』生活書院，2012年
辰井聡子「脳死・臓器移植」甲斐克則編『レクチャー生命倫理と法』法律文化社，2010年
辰井聡子「ヒト胚・幹細胞研究の規制――クローン、ヒト胚、ES細胞」青木清・町野朔編『ライフサイエンスと法政策　医科学研究の自由と規制――研究倫理のあり方』上智大学出版会，2011年
手嶋豊『医事法入門』有斐閣，2011年
手塚一男「医師の守秘義務について」日本医師会『医の倫理の基礎知識』(http://www.med.or.jp/doctor/member/001014.ht)，2014年
The President's Council on Bioethics, *Controversies in the Determination of Death: A White Paper by the President's Council on Bioethics*, 2008（上竹正躬訳『脳死論争で臓器移植はどうなるか――生命倫理に関する大統領評議会白書』篠原出版，2010年）
Thompson, Ian E. and Melia, Kath M. and Boyd, Kenneth M. and Horsburgh, Dorothy, *Nursing Ethics*, 5th ed., Churchill Livingstone Elsvier, 2006
Thompson, Joyce E. and Thompson, Henry O., *Bioethical Decision Making for Nurses*, University Press of America, 1992
Thomson, Judith J., 'A Defense of Abortion', *Philosophy and Public Affairs* vol.1, 1971（塚原久美訳「妊娠中絶の擁護」江口聡編・監訳『妊娠中絶の生命倫理――哲学者たちは何を議論したか』勁草書房，2011年）
遠矢和希「生殖補助医療技術」伏木信次・樫則章・霜田求編『生命倫理と医療倫理　改訂第3版』金芳堂，2014年
土屋貴志「歴史的背景」笹栗俊之・武藤香織責任編集『シリーズ生命倫理学　第15巻　医学研究』丸善出版，2012年
土屋裕子「患者の権利と法の役割」岩田太編『患者の権利と医療の安全――医療と法のあり方を問い直す』ミネルヴァ書房，2011年
柘植尚則『プレップ倫理学』弘文堂，2010年
恒藤暁「主要な身体症状のマネジメントケア」恒藤暁・内布敦子編『系統看護学講座　別巻　緩和ケア』医学書院，2007年

U

内山勝利「解説」種山恭子訳・内山勝利編『ガレノス　自然の機能について』京都大学出版会，1998年

内山勝利「第一分冊へのあとがき」内山勝利・木原志乃訳『ガレノス　ヒッポクラテスとプラトンの学説1』京都大学出版会，2005年

V

Veach, Robert M., *The Basic of Bioethics*, 2nd ed., Prentice Hall, 2003（品川哲彦監訳『生命倫理学の基礎』メディカ出版，2004年）

W

渡部麻衣子「選ぶ技術・選ぶ人」玉井真理子・大谷いづみ編『はじめて出会う生命倫理』有斐閣，2011年

Watson, Jean, *Nursing: Human Science and Human Care: A Theory of Nursing*, Appleton-Century-Crofts, 1985（稲岡文昭・稲岡光子訳『ワトソン看護論——人間科学とヒューマンケア』医学書院，1992年）

Winslow, G.R. 'Triage', S.G.Post edior in chief, *Encyclopedia of Bioethics*, 3rd ed., Macmillan Reference USA, 2003（渡辺邦彦訳「トリアージ」生命倫理百科事典翻訳刊行委員会編『生命倫理百科事典』丸善出版，2006年）

World Health Organization, *Symptom Relief in Terminal Illness*, 1996（武田文和訳『終末期の諸症状からの解放』医学書院，2000年）

Y

吉田修馬「共生の倫理」島田燁子・小泉博明編『人間共生学への招待』ミネルヴァ書房，2012年

吉武久美子『産科医療と生命倫理——よりよい意思決定と紛争予防のために』昭和堂，2011年

Z

Zegers-Hochschild F. and Adamson G.D. and de Mouzon J. and Ishihara O. and Mansour R. and Nygren K. and Sullivan E. and van der Poel S., 'International Committee for Monitoring Assisted Reproductive Technology (ICMART) and the World Health Organization (WHO) Revised Gipssary of ART Terminology', *Fertile Steril* 92, 2009

事項索引

【あ】

iPS細胞(人工多能性細胞)	152,155
アドボカシー	65
アメリカ看護師協会	22
安楽死	139-142
間接的――	139
自発的――	144
消極的――	139
積極的――	135-136, 139-140
反自発的――	144
非自発的――	144
ES細胞(胚性幹細胞)	151-155
医師・看護師ゲーム	93
意思決定モデル	27-28
移植医療	115
痛み	92
一次予防	91
遺伝学的検査	147
遺伝子治療	149-150
体細胞――	150
生殖細胞系列――	150
遺伝診断	146-149
遺伝相談(遺伝カウンセリング)	148-149
医の倫理	3-7
インフォームド・コンセント	65, 73-74
――の成立要件	75-78
――の免除要件	79-80
エンハンスメント(増強的介入)	14, 157-158

【か】

解釈モデル	61
快楽主義	36
仮言命法	39
価値に基づく決定モデル	67
看護	16-19
――倫理	20-21
――倫理学	20
――倫理綱領	22-25
看護師	19-20
――の責任	90-92
――と協働者	92-95
専門――	95-96
認定――	96
がん対策基本法	133
患者の権利	62-65
患者の権利章典	63
患者の権利擁護モデル	66-67
緩和ケア	131-134
帰結主義	35
機能型チーム	69
義務	39
義務論	38-40
客観的善のリスト説	36
キュア	46
共通の道徳	10
共同体型チーム	69
ギルド	5
QALY	165-166
苦痛	92
クローニング	156, 159
研究目的の――	159
生殖――	156
クローン人間(人クローン個体)	156
ケア	44-47
ケアの倫理	48-56
ケアリング	44-45, 52
自然的な――	52
倫理的な――	52
決疑論	6, 13
健康	62-63, 91
減胎手術	104
幸福主義	36
功利主義	35-38
規則――	35-36
行為――	35
公民権運動	8
国際医科学団体協議会(CIOMS)	178

国際看護師協会	22
——「看護の規律」	23-24
個人情報	180
個人情報の保護に関する法律	65
国家研究法	9, 177

【さ】

再生医療	151-155
——推進法	152
三次予防	91
シアトル神の委員会	162-163
指揮命令型チーム	69
事前指示	136-139
死の決定に関する統一法	119-120
自由至上主義	172
終末期	130
——医療	130
種差別	184
出自を知る権利	101
出生前診断	108-110
出版バイアス	182
守秘義務	64, 70, 148
シュレンドルフ対ニューヨーク病院事件	81
情動的受容的様態	51
消費者運動	8
情報提供モデル	61
知らないでいる権利	148
自律尊重原則	10-11, 74, 137
人格	39
人格の尊重モデル	67
審議モデル	61
人工授精	99-102
配偶者間——（AIH）	100
非配偶者間——（AID）	100
人工妊娠中絶（中絶）	106-108
選択的——	107-109
心臓死（三徴候死）	115-116
3R	182-183
生育可能性（viability）	108
正義原則	10, 12
正義の倫理	51
生殖補助医療（ART）	99
生体移植	116, 125-126

説明要件	75, 77-78, 82
セデーション（鎮静）	134-136
善行原則	10, 12, 74
専心没頭	51
専門職	86-88
臓器移植	115-117
臓器取引と移植ツーリズムに関するイスタンブール宣言	121
臓器の移植に関する法律（臓器移植法）	121-123
臓器売買	121
相互性	52
総和主義	36
尊厳	14, 39
尊厳死	141-142

【た】

体外受精（IVF）	102-104
体性幹細胞	151
代諾	76-77
代諾者	80, 181
代理懐胎	104-106
サロゲート型——（代理母）	105
ホスト型——（借り腹）	105
タスキギー事件	9, 177
WHO憲章	62-63, 91
ダブルスタンダード	113
男女産み分け	110, 112
治験	174
チーム医療	68-70, 95, 132
着床前診断	110-112
注意義務	11
治療におけるパートナーシップ	64
定言命法	39
デザイナー・ベビー	101-102
同意能力	75-76, 84, 181
同意要件	75, 78, 81
東海大学事件判決	137, 141
動機付けの転換・転移	51
道徳	32
動物解放論	183-184
動物権利論	184
動物実験	182-184

動物福祉論	183
徳	41
特定化	12
徳倫理学	40-41
ドナー・ベビー	110-112
トリアージ	167-168

【な】

ナイチンゲール誓詞	21
二次予防	91
日本看護協会	22
——「看護者の倫理綱領」	24-25
日本臓器移植ネットワーク	121
ニュルンベルク綱領	82, 175
人間中心主義	183
脳死	116-117, 118-120, 123-125

【は】

バイオエシックス	7-14
——の四原則	10-14
ハインツのジレンマ	49-50
パターナリズム	59-60
強い——	59-60
弱い——	60
パターナリズムモデル	61
比較衡量	12
ヒポクラテスの誓い	3-4
不妊	99
プライバシー権	106
プラセボ	180
ヘルシンキ宣言	83, 176
ベルモント・レポート	9, 177-178
保健師助産師看護師法（保助看法）	88-90
母体保護法	106

【ま】

無危害原則	10-11, 74

【や】

善い意志	38-39
余剰胚	151
欲求(選好)実現説	36

【ら】

卵巣過剰刺激症候群	103, 113
利益相反	181-182
リスボン宣言	63-64
リビングウイル	136-139
臨床研究	174
臨床試験	174
倫理	31-33
倫理学	33-35
応用——	35
規範——	34
メタ——	34-35
倫理コンサルテーション	93
倫理審査委員会	179-182
倫理的ジレンマ	27
倫理的悩み	27
倫理的不確かさ	26-27

【わ】

和田移植	120

人名索引

【ア】

アリストテレス (Aristotelēs) 40
アンスコム (Anscomb, Gertrude Margaret) 41
石井トク 20
ウィリアムズ (Williams, Bernard Arthur Owen) 41
ウォルド (Wald, Florence) 132
ウルマン (Ulman, Emerich) 117
エマニュエル (Emanuel, E.J.) 60-62
エマニュエル (Emanuel, L.L.) 60-62
エンゲルハート (Engelhardt Jr., Herman Tristram) 166

【カ】

カードーゾ (Cardozo, Benjamin Nathan) 81
柏木哲夫 133
ガレノス (Galēnos) 4
カレル (Carrel, Alexis) 117-118
カント (Kant, Immanuel) 38
ギリガン (Gilligan, Carol) 47, 49-51
ケネディ (Kennedy, John Fitzgerald) 8
コールバーグ (Kohlberg, Lawrence) 49-51

【サ】

ジェイムトン (Jameton, Andrew) 26
シジウィック (Sidgwick, Henry) 35
シューモン (Shewmon, Alan D.) 124
ジョンストン (Johnstone, Megan-Jane) 15, 27, 65, 92, 94
ジョンセン (Jonsen, Albert R.) 13
シンガー (Singer, Peter) 183-184
スクリブナー (Scribner, Belding H.) 162-163
スロート (Slote, Michael) 41
セイビン (Sabin, James) 171
ソンダース (Sonders, Cicely) 132

【タ】

ダニエルズ (Daniels, Norman) 164, 171
チルドレス (Childress, James F.) 10
デービス (Davis, Anne J.) 25
トンプソン (Thompson, Henry O) 27-28
トンプソン (Thompson, Joyce E.) 27-28

【ナ】

ナイチンゲール (Nightingale, Florence) 16-17, 46, 52
ノディングス (Noddings, Nel) 47, 51-52

【ハ】

パーシバル (Parcival, Thomas) 6
バーナード (Bernard, Christian) 127
ハイデガー (Heidegger, Martin) 53
原義雄 133
ビーチャム (Beachamp, Tom) 10
ピーボディ (Peabody, Francis) 46
ヒポクラテス (Hippocrates) 3
フックス (Fuchs, Michael) 14
フット (Foot, Philippa) 41
フライ (Fry, Sara T.) 15, 27, 65, 92, 94
フリードリッヒ二世 (Friedrich Ⅱ) 5
ベナー (Benner, Patricia) 53-55
ヘレガース (Hellegers, Andre E.) 9
ベンサム (Bentham, Jeremy) 35
ヘンダーソン (Henderson, Virginia) 16-17
ホープ (Hope, Tony) 86
ポター (Potter, Van Rensselaer) 8
ホンネフェルダー (Honnefelder, Ludger) 14

【マ】

マウント (Mount, Balfour) 132
松木光子 20
マッキンタイア (MacIntyre, Arasdair) 41
マルクス・アウレリウス (Mārcus Aurēlius Antōninus) 4
マレー (Murray, Joseph Edward) 118
ミル (Mill, John Stuart) 35
メイヤロフ (Mayeroff, Milton) 47-49

モース (Morse, J.M.) 45

【ラ】

ライク (Reich, Warren T) 10
リーガン (Regan, Tom) 184

レイニンガー (Leininger, Madeleine M.) 52

【ワ】

ワトソン (Watson, Jean) 44, 53

著者紹介

水野俊誠(みずの・としなり)
津田沼クリニック副院長，慶應義塾大学・千葉大学・東邦大学講師．慶應義塾大学大学院文学研究科修了．博士(文学)．千葉大学医学部卒業．医師．研究テーマは、J.S.ミルの哲学，イギリス倫理思想史，生命倫理学．

主要業績

『J.S.ミルの幸福論──快楽主義の可能性』[単著](梓出版，2014年)
『ヴィクトリア時代の思潮とJ.S.ミル』[共著](三和書籍，2013年)
『教養としての応用倫理学』[共著](丸善出版，2013年)
『医学生のための生命倫理』[共著](丸善出版，2012年)
『薬学生のための医療倫理』[共著](丸善出版，2010年)
『入門・医療倫理Ⅱ』[共著](勁草書房，2007年)
ヘルガ・クーゼ『生命の神聖性説批判』[共訳](東信堂，2006年)
『入門・医療倫理Ⅰ』[共著](勁草書房，2005年)　他．

医療・看護倫理の要点

2014年10月30日　初版　第1刷発行
2020年3月31日　初版　第2刷発行

〔検印省略〕
定価はカバーに表示してあります。

著者Ⓒ水野俊誠／発行者　下田勝司

印刷・製本／中央精版印刷
組版／井上俊雄

東京都文京区向丘1-20-6　郵便振替 00110-6-37828
〒113-0023　TEL (03)3818-5521　FAX (03)3818-5514

発行所　株式会社 東信堂

Published by TOSHINDO PUBLISHING CO., LTD.
1-20-6, Mukougaoka, Bunkyo-ku, Tokyo, 113-0023, Japan
E-mail: tk203444@fsinet.or.jp　　https://www.toshindo-pub.com

ISBN978-4-7989-1259-2 C3047　Ⓒ Mizuno Toshinari

東信堂

ハンス・ヨナス「回想記」	H・ヨナス 盛永審一郎・木下喬・馬渕浩二・山本達訳	四八〇〇円
責任という原理——科学技術文明のための倫理学の試み（新装版）	H・ヨナス 加藤尚武監訳	四八〇〇円
原子力と倫理——原子力時代の自己理解	Th・ラトケ著／小笠原道雄編	一八〇〇円
生命科学とバイオセキュリティ——デュアルユース・ジレンマとその対応	四ノ宮成祥・河原直人編著	二四〇〇円
バイオエシックス入門（第3版）	今井道夫	二三八一円
バイオエシックスの展望	香川知晶編	
死の質——エンド・オブ・ライフケア世界ランキング	坂井悦宏	一二〇〇円
生命の神聖性説批判	丸祐一・小野谷加奈恵・飯田亘之訳	四六〇〇円
医療・看護倫理の要点	H・クーゼ著／石川・小野谷・片桐・飯田・川本訳	四六〇〇円
概念と個別性——スピノザ哲学研究	水野俊誠	二〇〇〇円
〈現われ〉とその秩序——メーヌ・ド・ビラン研究	朝倉友海	四六〇〇円
省みることの哲学——ジャン・ナベール研究	村松正隆	三八〇〇円
ミシェル・フーコー——批判的実証主義と主体性の哲学	越門勝彦	三二〇〇円
カンデライオ〈ブルーノ著作集・1巻〉	手塚博	三二〇〇円
原因・原理・一者について〈ブルーノ著作集・3巻〉	加藤守通訳	三二〇〇円
傲れる野獣の追放〈ブルーノ著作集・5巻〉	加藤守通訳	四八〇〇円
英雄的狂気〈ブルーノ著作集・7巻〉	加藤守通訳	三六〇〇円
〈哲学への誘い――新しい形を求めて　全5巻〉		
自己	加藤泰史編	
世界経験の枠組み		
社会の中の哲学		
哲学の振る舞い		
哲学の立ち位置		
哲学史を読むⅠ・Ⅱ	松永澄夫	各三八〇〇円
言葉は社会を動かすか	松永澄夫編	三九〇〇円
言葉の働く場所	松永澄夫編	二三〇〇円
食を料理する――哲学的考察	松永澄夫	二三〇〇円
言葉の力（音の経験・言葉の力第Ⅰ部）	松永澄夫	二五〇〇円
音の経験（音の経験・言葉の力第Ⅱ部）——言葉はどのようにして可能となるのか	松永澄夫	二八〇〇円

〒113-0023　東京都文京区向丘1-20-6
TEL 03-3818-5521　FAX 03-3818-5514　振替 00110-6-37828
Email tk203444@fsinet.or.jp　URL http://www.toshindo-pub.com/

※定価：表示価格（本体）＋税

東信堂

園田保健社会学の形成と展開	山手茂男編著	三六〇〇円
社会的健康論	須田木綿子	二五〇〇円
保健・医療・福祉の研究・教育・実践	園田恭一・山手茂男 編	三四〇〇円
研究道 学的探求の道案内	園田恭一・米林喜男一茂 編	二五〇〇円
福祉政策の理論と実際	平岡公一・武川正吾・山田昌弘・黒田浩一郎 監修	二八〇〇円
認知症家族介護を生きる—新しい認知症ケア時代の臨床社会学	三重野卓編	二五〇〇円
社会福祉における介護時間の研究—タイムスタディ調査の応用	平岡公一編	四二〇〇円
介護予防支援と福祉コミュニティ	井口髙志	五四〇〇円
対人サービスの民営化—行政・営利・非営利の境界線	渡邊裕子	二五〇〇円
グローバル化と知的様式—社会科学方法論についての七つのエッセー	松村直道	二三〇〇円
社会学的自我論の現代的展開	須田木綿子	二八〇〇円
社会学の射程—ポストコロニアルな地球市民の社会学へ	J・ガルトゥング／大矢澤修次郎訳	三二〇〇円
地球市民学を創る—地球社会の危機と変革のなかで	重光太郎	二四〇〇円
市民力による知の創造と発展—身近な環境に関する市民研究の持続的展開	船津衛	三二〇〇円
社会階層と集団形成の変容—集合行為と「物象化」のメカニズム	庄司興吉	三二〇〇円
階級・ジェンダー・再生産—現代資本主義社会の存続メカニズム	庄司興吉編著	三二〇〇円
現代日本の階級構造—理論・方法・計量・分析	萩原なつ子	三二〇〇円
人間諸科学の形成と制度化—社会諸科学の比較研究	丹辺宣彦	六五〇〇円
現代社会と権威主義—フランクフルト学派権威論の再構成	橋本健二	三三〇〇円
観察の政治思想—アーレントと判断力	橋本健二	四五〇〇円
インターネットの銀河系—ネット時代のビジネスと社会	長谷川幸一	三八〇〇円
	保坂稔	三六〇〇円
	小山花子	二五〇〇円
	M・カステル／矢澤・小山訳	三六〇〇円

〒113-0023 東京都文京区向丘1-20-6 TEL 03-3818-5521 FAX03-3818-5514 振替 00110-6-37828
Email tk203444@fsinet.or.jp URL:http://www.toshindo-pub.com/

※定価：表示価格（本体）＋税

東信堂

オックスフォード キリスト教美術・建築事典	P&L・マレー著／中森義宗監訳	三〇〇〇〇円
イタリア・ルネサンス事典	J・R・ヘイル編／中森義宗監訳	七八〇〇円
美術史の辞典	P・デューロ／中森義宗・清水忠他訳	三六〇〇円
書に想い 時代を讀む	中森義宗	一八〇〇円
日本人画工 牧野義雄―平治ロンドン日記	ますこ ひろしげ	五四〇〇円
〔芸術学叢書〕		
芸術理論の現在―モダニズムから	谷川渥編	三八〇〇円
絵画論を超えて	尾崎信一郎	四六〇〇円
美を究め美に遊ぶ―芸術と社会のあわい	荻野厚志編著	二八〇〇円
バロックの魅力	江藤光紀	二八〇〇円
新版 ジャクソン・ポロック	田中佳	二六〇〇円
美学と現代美術の距離	小穴晶子編	二六〇〇円
ロジャー・フライの批評理論―アメリカにおけるその乖離と接近をめぐって	藤枝晃雄	三八〇〇円
レオノール・フィニ―新しい種 境界を侵犯する知性と感受	金悠美	三八〇〇円
いま蘇るブリア＝サヴァランの美味学	要真理子	四二〇〇円
〔世界美術双書〕	尾形希和子	二八〇〇円
バルビゾン派	川端晶子	三八〇〇円
キリスト教シンボル図典	井出洋一郎	二〇〇〇円
パルテノンとギリシア陶器	中森義宗	二二〇〇円
中国の版画―唐代から清代まで	関 隆志	二二〇〇円
象徴主義―モダニズムへの警鐘	小林宏光	二二〇〇円
中国の仏教美術―後漢代から元代まで	中村隆夫	二二〇〇円
セザンヌとその時代	久野美樹	二二〇〇円
日本の南画	浅野春男	二二〇〇円
画家とふるさと	武田光一	二二〇〇円
ドイツの国民記念碑―一八一三年	小林 忠	二二〇〇円
日本・アジア美術探索	大原まゆみ	二二〇〇円
インド、チョーラ朝の美術	永井信一	二二〇〇円
古代ギリシアのブロンズ彫刻	袋井由布子	二三〇〇円
	羽田康一	二三〇〇円

〒113-0023 東京都文京区向丘1-20-6 TEL 03-3818-5521 FAX03-3818-5514 振替 00110-6-37828
Email tk203444@fsinet.or.jp URL:http://www.toshindo-pub.com/

※定価：表示価格（本体）＋税